人文科普 —探询思想的边界—

SEVEN SIGNS OF LIFE
Stories from an
Intensive Care Doctor

[英] 奥菲·艾比
（Aoife Abbey）
著

步 凯
译

生命的
七种迹象

来自重症监护室的
故 事

中国社会科学出版社

图字：01-2020-1406号
图书在版编目（CIP）数据

生命的七种迹象：来自重症监护室的故事 / （英） 奥菲·艾比著；
步凯译. -- 北京：中国社会科学出版社，2021.1
ISBN 978-7-5203-6440-9

Ⅰ.①生… Ⅱ.①奥… ②步… Ⅲ.①医学伦理学—
通俗读物 Ⅳ.①R-052

中国版本图书馆CIP数据核字（2020）第072206号

出 版 人	赵剑英
项目统筹	侯苗苗
责任编辑	侯苗苗 沈 心
责任校对	周晓东
责任印制	王 超

出 版	中国社会科学出版社
社 址	北京鼓楼西大街甲 158 号
邮 编	100720
网 址	http://www.csspw.cn
发 行 部	010-84083685
门 市 部	010-84029450
经 销	新华书店及其他书店

印刷装订	北京君升印刷有限公司
版 次	2021 年 1 月第 1 版
印 次	2021 年 1 月第 1 次印刷

开 本	880×1230 1/32
印 张	5.875
字 数	130 千字
定 价	58.00 元

凡购买中国社会科学出版社图书，如有质量问题请与本社营销中心联系调换
电话：010-84083683
版权所有 侵权必究

献给我的哥哥、社会活动家亚伦（Aaron），
我们对你充满思念。

献给那些一直坚定地给予我信任的人。

人的四个时期

他曾与肉体战斗过一场，但肉体赢了，趾高气扬。然后，他与心抗拒，纯真与和平都弃他而去。然后，他与头脑相争斗，把骄傲的心拖在了身后。现在，他对神之战开始：夜半钟鸣时，神将胜利。

《叶芝诗集》 上海译文出版社 2018 年 12 月

傅浩 译 pp. 569—570

关于英国医生体系的职位名称，本书中相应的翻译如下：

House Officer：住院医生

Junior House Officer：低年资住院医生

Senior House Officer：高年资住院医生

Registrar（Specialist Registrar）：主治医师

Junior Doctor（Medical Junior）：初级医生 [1]

Consultant：顾问医师

---

[1] 初级医生阶段是一个统称，一般包括住院医生阶段和主治医师阶段。

| 作者的话 |

　　这本书中描述的事件全部来自作者的亲身经历，这些故事来自至少 10 个不同的医院或医疗机构，横跨数年。尽管所有内容都是对当时事件的真实记忆，但其中涉及的患者、患者亲属、医界同行和同事均为化名。此外，作者还修改了可能涉及个人信息和身份细节的内容，包括年龄、性别、职业、国籍、外貌、家庭关系、病史和诊断等。鉴于这些修改，任何与故事中叙述的人或逝者的雷同之处都属巧合。

成千上万的医生像我一样，走进过无数病人的生活。我曾站在房间中央，站在角落里，坐在床上，坐在椅子上，跪在地板上。当你最脆弱的时候，当你躺在医院的床上或急救室的手推床上时，我就在那里。我把自己的手放在你的身上，但你可能根本无法知道，我就在你的身边。

我是一名重症监护科的主治医师（Specialist Registrar），目前正在参与一项全国性的医生培训工作，这些医生已经完成了医学院的学业，又完成了4年的研究生训练，正在向重症监护医师的角色迈进。作为一名参与培训工作的医生，我经常更换工作地点和医院——到目前为止，我在7年的时间里换了18个地方。

虽然一直喜欢阅读，但我从来没有认为自己是一个作家。我如饥似渴地听别人讲故事，但直到取得了医生的资格，我才意识到，自己也有故事可讲。我想，人们总是想明白更多的事情，这应该算是人之常情吧！从来没有一个医生离开医学院后就是完全定型的。也许是因为我很清楚自己需要学习的东西，所以开始了写作。即使已经毕业7年了，但我仍然发现，在重症监护病房花的时间越多，就越能理解这一工作。7年的时间只能算是沧海一粟。

2年多以前，我接受了英国医学会（British Medical Association）"秘密医生"的工作——我的任务是匿名记录下工作中的"日常情况"。"秘密医生"并不是用来监视别人、窃窃私语或嚼舌头的。这一工作主要是为了开启一段对话，向医生表明，我们可以就某些事情谈论得更多一些。这样做的目的，是把各个方面的医生聚集在一起，而在这个角色中，匿名者需要把交流的重点聚焦于工作中的问题，而并非专注于成为一名记录者。我们的愿景不是打造一个名医，而是建立一个共同体，开诚布公地讨论成为一名医生的意义。至少，我自己是这样理解这一角色的。

履行这一职责意味着诚实：哪些是我知道的，哪些是我不知道的。它意味着我其实是根据自己的经历和问题征求意见，它意味着需要以一种适合读者的方式写作，这些读者不仅来自医疗行业，也包括公众。这意味着我们希望其他人一起加入讨论。

这其中还包括我自己的很多思考，关乎我个人的工作感受。

当我从工作中抽离出来，仔细审视工作的感受时，我发现自己居然已经对那么多事情司空见惯，并能够从容应对。我意识到，对于一个从未经历过这些状况的人来说，这些事情是多么陌生。

尽管我每天都被人类为了消灭疾病而发明的复杂设备所包围，但我说的绝不仅仅是医学和技术的进步。相反，我想说的是，我的大部分工作并非依赖于与工具、数字、药物和机器打交道，而是与人打交道。

当然，理论进修以及硬技能的习得对医生的发展至关重要，但这还远远不够。在任何有关医生的故事中，许多关键时刻的问题往往在于如何与人交谈，如何理解别人，如何被别人所理解。胜任这项工作的能力不仅在于了解可为之事，也在于了解什么是正确的，它是关于情感的，更重要的是，了解如何处理这些情感。

在重症监护的情境下，很多病人不仅弱不禁风，而且还会暂时处于另一种状态：使用镇静剂和呼吸机维持生命。重症监护可能是一个陌生且遥不可及的领域，我所照顾的是处于极端状态下的个体。有时，我和病人或他们的家人谈话，感觉谈话的进展并不顺利，这可能是因为工作造成的权力不平等。人们可能会觉得，对专业知识的理解和掌握，让我在谈话中占了上风。

我经常想，在这些时候，亲属可能会感到刺痛，我看上去拥有一些知识，仿佛拥有了一张通行证，可以占有他们所爱的人；然而，亲属会认为，他们才是支持患者的人，并将支持患者的生命视为最重要的工作。他们经常陷入一些困境：害怕、愤怒或是悲伤，好像在等待着失去一切，失去自己的至亲。至少，家属和医生不能处于平等的地位，这似乎并不公平。

关于我所研习的医学领域，我想和读者分享的地方在于：尽管面对着昂贵的设备，多样的技术，各种屏幕、药物、线条和数字，但是我的世界所围绕的中心，其实是你已经非常熟悉的各种情感。

在生物课上，你可能学过"生物的七个特征"。这些特征告诉你，老鼠是活的，但海滩上的石头不是。基本上，所有我们所说的"活"的东西都有共同的特征：运动、呼吸、对周围环境的应激性、生长、繁殖、排泄和利用养料。

　　我想，我一直都知道，自己想要与之共度职业时光的特定生物体是人类。人类之间还有另一种共性，共同的情感体验将我们紧紧联系在一起：恐惧、悲伤、快乐、分心、愤怒、厌恶和希望。是的，它们经常存在于我的生活中，作为某种合成代谢类固醇所激发的情感，它们经常被唤起、被夸大或是被鼓动。在一次交接班的工作中，我也许会了解另一个人的生命中可能遇到的高潮和低谷。但这些感觉仍然是所有人都已经熟知的感觉。当一名医生站在手推床的前面，低头看着一位或是即将死亡，或是幸存下来，或是仍处于两者之间的病人时，他可能会关注于那些医学的工作。在这一刻，这些工作将医生与病人区分开来，这是可以理解的，这些区别显而易见。但有没有一种更大的可能——医生和其他人其实并没有什么差别。到目前为止，从医的经历让我认识到，那些最需要处理的事情，都是自己从出生那天起就一直在接触的事情：那是人类共有的符号。

　　且听我娓娓道来吧。

目　录

恐惧（Fear）

我认识到，怀有勇气并非因为没有恐惧，而是战胜了恐惧，勇敢的人并不是感觉不到恐惧，而是征服了那种感觉。

——尼尔逊·曼德拉（Nelson Rolihlahla Mandela）[1]

---

[1] *Long Walk to Freedom* by Nelson Mandela, Abacus,1994. Copyright © Nelson Rolihlahla Mandela 1994. Reprinted with the permission of Little, Brown Book Group.

当你是手推床上一位"可能要命不久矣的病人"时，我想告诉你，我是勇敢的，站在床头的医生是勇敢的。我希望能告诉你这些，但是对我来说，忘记这种勇敢的幻象，承认恐惧，反倒更合适些。

我着实没有想到，自己第一次在工作中感到恐惧时，当时的情景荒谬得像是一部喜剧。如果有人在我读医学院的时候，问我觉得当上医生之后最害怕什么，我觉得死人根本都不会出现在清单上。确实，我所处的环境并不忌讳死亡。在我自己的家庭中，我们会在亲戚家为逝者守丧，而棺材通常是打开的。我第一次看到遗体是在祖母去世的时候，她穿着自己最好的衣服，躺在羽绒被上。我记得那时自己 11 岁，坐在表姐的旁边，一边聊着与死亡和葬礼无关的事情，一边心不在焉地在祖母冰冷、僵死的手指旁重新排列那些念珠。

我的第一份工作是在老年护理病房，显而易见，没过多久就遇到了病人的死亡。在第一次面对这一机遇之前，我从来没想到过，我的工作可能是"证实"死亡。（你必须原谅我使用"机遇"这个词——作为一名医生，学习的机会常常出现在不那么美好的情况下。）我去找主治医师，告诉他，我不知道该怎么做。他把我带到病人的床边，我们一起完成了几项工作。然而，当再一次碰到这种事情的时候，我只能靠自己了。我独自走进病房，随手把门关上，戴上了手套。回想起来似乎很奇怪，因为我不会在病人还活着的时候戴上手套去做常规的外部检查，但现在他们去世了，我已经采取了不同的行动。

我走到床边，当意识到这个病人仍然有体温时，我感到特别害怕。把听诊器放在病人的胸前，我能听到从胸腔里发出的空洞声音——这种声音难免让一个新入行的医生胡思乱想：如果她根本没死呢？会不会我说她死了，然后亲属走进病房，病人又能动了？这些声音不由得让人希望，可以等到病人身体更冰冷的时候再来做这种检查。

确认死亡的过程包括观察瞳孔，检查病人对疼痛的反应，并确认没有呼吸活动，没有可触及的脉搏，也没有心音。最后3项要花些时间，我把听诊器放在她的胸前，手放在她的脖子上，站了足足2分钟，在她的脖子上，你可以看到跟常人一样的颈动脉。我盯着她。我越是盯着那个病人看，就越确信她要睁开眼睛了。我想象着她突然睁开眼睛，两手摸到脖子，然后用一种她这辈子可能从未有过的力量，紧紧地抓住我的手腕。我想象着这个可怕的场景，难以自抑；刚满2分钟时，我就快步跑出了房间，心怦怦直跳。

这让我想起了儿时在家里的经历。我们的房子建于20世纪70年代，有一道近乎直上直下的楼梯，前7级台阶在踏板之间留有空隙。我还是个孩子的时候，总觉得什么时候会有一只手从那些缝隙里伸出来，抓住我的脚踝。那不是真的，我知道那不是真的，但我让自己相信了，我总是飞快地跑上楼梯。也许，我们所经历的大部分恐惧都源于我们自身。

回想第一次证实死亡的经历，我仍然对当时的感受感到惊讶。为什么以前在遗体周围的时候没有这种感觉？也许是面对陌生人的遗体造成了这种差别；也许是因为宣布死亡成了我的工作。（如果他们没有死呢？）

我不知道，从那之后我是否再次经历过这种纯粹的恐惧，不过我确实认为，至少完成某些事情是需要一定勇气的。如果我不能承认自己仍然感到恐惧，又怎么能说自己勇敢呢？

一天傍晚，我在急诊科等一位因心肌梗死送来抢救的中年男子，那是我成为重症监护病房主治医师的头一年，我还算是位新手。我们事先接到了通报，那天的工作就像等公共汽车一样：好几个小时都没有心脏病患者出现，然后，就在夜班刚开始的时候，两个病人同时来了。我们根据情况分配了团队，变得忙碌起来。

马丁（Martin）被推了进来，脸涨得通红，浑身是汗，这是典型的心源性休克症状。这种情况会在心脏突然无法工作时出现。在正常情况下，心脏的工作由两个部分完成：心脏右侧接收缺氧血，并将血液输送到肺部充氧，之后血液回到心脏左侧，再次由心脏回到身体。从医学意义上讲，休克可以指一系列身体遭受的突然伤害，这些伤害会导致人体无法为其组织和器官提供充分的血液循环，也就无法支持这些器官活动。就马丁的情况来说，罪魁祸首被称为心肌梗死，或我们常说的"心脏病"，冠状动脉供血中断意味着他心肌死亡的时间越来越长。心脏病学家喜欢说，"时间就是肌肉（Time is muscle）"。因此，当马丁来到医院时，其实伴随着一种宣示，一刻也不能耽误了。

我很快地瞥了他一眼，发现他处于清醒和昏迷之间。他的呼吸道部分阻塞，呼噜呼噜地响个不停。他很胖，体重指数（即

BMI）至少有 50。即使在身体状态好的时候，马丁也不适合平躺，很明显，他需要接受麻醉并插入导气管来保护呼吸道。这是我第一次在急诊科独自进行紧急插管，我看着他，慢慢地呼气，心中一直在思考。教科书总以 70 千克标准体重作为案例，但现实中，我见到的标准体重的病人少之又少。

心脏科的顾问医师在床边徘徊，急于尽快让马丁进入心脏导管室进行手术，他已经召集了正在值班的手术小组的其他成员。"我们得继续了，"他告诉我，"你对他的气道满意吗？"

我当然不喜欢他的气道。在冠状动脉导管室里，马丁平躺在一张桌子上，身体非常不舒服，无法支撑自己的呼吸。我为插管做了准备：药物、喉镜、导气管；心里演练了方案 A、方案 B 和方案 C。一位资深同事就在我旁边的隔间里，为另一位即将到来的病人做准备。我注意到了这一点，并向自己确认，如果遇到麻烦，我会得到帮助。

我低头看着躺在手推床上的病人。他块头很大，浑身湿透，鼾声阵阵，但他在鼾声中努力维持着自己的呼吸。我看着手中的肌肉麻痹药物，想着该如何中止他的自主动作。在麻醉药物注射之后大约 45 秒时，他会停止呼吸，然后，有几秒钟，他的生命会在生存和死亡之间危险地徘徊，我希望自己能阻止他去往彼岸。

导气管、呼吸、循环：在面对紧急情况时，我们希望能够对这些急救中的常规工作熟稔于心。所以，我们有一个预先构建的处理计划：首先是气道（A），其次是呼吸（B），最后是循环（C）。我接受过技术操作方面的训练，它可以像念出 ABC3 个字母一样简单，但如果我不能驾驭 A 和 B，马丁将在几分钟内死去。即使我完美地完成了 A 和 B，如果我没有正确地判断药物剂量，也可能会导致他已经衰弱的心肺循环彻底停止。

如果当时你走到我的面前，问我："你害怕吗？"我会对你说"不"，并告诉你，从临床角度来说，我能胜任这个职位，这是我的工作。我会说自己有所计划，也确实因敬畏生命而产生了些许忧虑，但我并不害怕。恐惧往往源于事态的失控，感到恐惧对我毫无帮助。

但是，我确实害怕了。

我最后调整了一下手推床，试图给马丁的头转个角度，让他的头与高耸的腹部和胸腔相比，不至于向后歪得那么明显。这时，我抬头看了看，看见一位至少 2 年未曾谋面的外科顾问医师，他记得我的名字。"你还好吗？"他问。在当时的情况下开始聊天显得很奇怪，后来我知道，聊天并不是他接近我的目的。

我告诉他气道插管的计划，我的"A 计划"和我的备用方案，然后他问我，是否想让他参与，还是想让他安静地站在我身后的角落里。我选择了后者。我们拉上周围的围帘，开始给马丁注射药物。我等待着那几十秒钟，等他开始麻痹，停止呼吸，这场等待如同几个小时一样漫长。在这段时间里，我的手像钳子一样，握紧他的下颌骨，拉开他的下颌，保持呼吸道打开，同时把氧气面罩压在他的脸上。

我们等待着，我的目光从他逐渐平静的胸口移向我身旁的显示器，来回扫视，直到 45 秒过去，他停止了呼吸。在开始紧急插管之前，我总是对团队中的某个护士或医生说同样的话："如果血氧饱和度低于 90%，告诉我。如果我没回答，就是我没有听见，请再跟我说一遍。"

我拿起喉镜，把它引到马丁的嘴里，保持他的嘴张开，然后更用力地拉开。我看到了声带，也看到了通向气管和肺部的通道。这是一个非常合适的观察角度，我把管子塞进气道，给管口充气，连上便携式呼吸机，这样就完成了。马丁已经为导管室手术做好了准备，他的冠状动脉将会重新通畅。

顾问医师在整个过程中只发表了 2 条评论，他说得很小声，只有我能听到他的声音："很好""你做得很好"。

在那一刻，我需要相信自己，而不是屈服于随时可能出现的恐惧。现在回想起来，顾问医师的称赞清楚地表明，他非常了解，我所需要的就是这种信心。作为医生，我们经常选择把恐惧隐藏起来，称之为其他的东西：比如忧虑、惊讶、承认事态很严重、紧张、缺乏自信。我们可以坦率地承认这些感觉中的任何一种，但"恐惧"不是我们经常使用的一个词。我常参与病人的心肺复苏抢救，我感到害怕的唯一外在信号，是一两颗汗珠慢慢地从后背淌下来。有时候，当我脱下手套，真的很惊讶自己的手掌竟然变得这么湿。有时我会欺骗自己，假装并不害怕。

几天后，上夜班时，我把马丁的插管拔了出来。他度过了一段艰难的日子，但后来恢复得很好，回归了自己的生活，回到了他的妻子和两条拉布拉多猎犬身边，他准备每天都去陪狗狗散步。当一个病人"准备好"要把插管取出来的时候，他们往往早就求之不得了。在他们的喉咙里，这种塑料物品变成一种不受欢迎的刺激物，因为他们没有服用镇静剂，异物会让人感到不适，眼睛也会因为不舒服而流眼泪。我记得自己向马丁俯下身去，让他能够看清我的脸，对他说："别担心，我们现在就要把管子取出来了。"他的大眼睛恳求般地盯着我，那一刻我意识到他对我的信任，也意识到自己所掌握的这种特权。我记得把管子取出来后，听到他当时沙哑、浓重的西南部地区的口音，心里觉得这听起来很美妙。说来有些奇怪，因为各自不同的原因，我们共同经历了这些对彼此都很重要的过程，但却没有共享某种真正的关系。直到那一刻，我才第一次听到马丁的声音。

有些时候，我在面对恐惧时甚至更加手足无措。乔治·艾略特（George Eliot）曾说过："我们靠死记硬背来记单词，但却记不住它们的意思；要记住它们的意思，必须付出我们的生命之血，必须将它们印在我们神经的细微纤维上。"[1] 从开始当医生的第一天起，我就知道"不要尝试心肺复苏"（DNACPR）的要求是什么意思。我知道这意味着什么，知道它的适用情况和含义。但在工作到第四年时，我遇到了一位病人和她放弃心肺复苏的要求，恐惧让我质疑自己所知道的一切。

那是凌晨 4 点，我需要赶去肿瘤科病房，一位 50 多岁的女病人出现了呼吸急促和心率过快的情况，她的护士很担心，给病

---

[1]　*The Lifted Veil* by George Eliot, Oxford University Press, 1921.

人做了心电图并呼叫了我。那个时候，我正在值班待命，为病人提供紧急检查，并解决夜间出现的任何问题。和以往的值班一样，绝大多数病人并不是我日间接诊的病人，我并不"认识"他们。

我走到病房，一个坐在床边的女人迎了上来。她和我母亲年龄相仿，呼吸急促。我估计她每分钟呼吸超过 30 次。她的血氧饱和度低于 90%，我仍然记得自己当时的印象——对于一个明显在挣扎的人来说，她看起来是那么的平静、镇定。护士去换氧气面罩，我问病人是否感到疼痛。

她摇摇头，回答说："不疼。"她的语气没有紧迫感，就好像我在问她茶里要不要加糖一样。

"你确定吗？"我反复问道，"你的胸口没有任何疼痛感吗？"

"没有，"她说，"我刚刚从卫生间回来，感到有点喘不过气。"

"你能让自己的呼吸慢下来吗？"

"我觉得我控制不了。"

护士带着新的氧气面罩回来了。我把听诊器放在病人的背上，听她的呼吸声：空气在她的肺里进进出出，听起来很清晰，非常清晰。

"我这就回来。"我说，随即出门去看心电图结果，心电图已经放在外面的护士站了。右心病变的情况很明显，验证了我的怀疑：她有一个巨大的肺栓塞[1]。我还从来没有独自诊断过会立即危

---

[1] 当血凝块存在于肺血管中时，就会发生肺栓塞。如果是一个巨大的肺栓塞，血凝块会阻塞一条或两条肺动脉。这时右侧的心脏会承受巨大的压力，其原本的工作正是接收来自身体的缺氧血液，并将其泵入肺内充氧。

及生命的肺栓塞，在之前的治疗中也从未见过。尽管如此，我还是对自己的诊断很有把握。我拿起病人的病历本，封面上标注着放弃心肺复苏的要求。两天前医生和病人讨论了这一问题，并确认了这一要求，病历上还记录了就癌细胞转移和抢救等问题与病人的讨论。我只记得两天前的那一刻，我就在现场。

也就是说，我面对着一位女患者，确定她有一个巨大的肺栓塞，可能会出现心脏骤停，但目前还没有。限制治疗的表格要求我们，在心脏骤停之后不再继续抢救，没有提供其他的建议。我知道绝不应该进行溶栓治疗——她肿瘤出血的风险很高——但我又不确定，作为一名级别较低的初级医生，面对并不熟悉的病人时，是否可以独自一人在深夜值班时做出决定。我正要拿起电话，打给病人的主治医师，这时护士从病人床边打来电话："医生，你最好回病房看一下。"

病人现在平躺在床上，有呼吸和心跳，但身体没有任何反应。时间一分一秒地过去，我无可奈何地站在那里，心想这样袖手旁观是否对她有所亏欠，但我不知道到底亏欠了什么。她本来是走着去厕所的，但现在她突然就要死了，床边的护士和我是仅有的知道这件事的两个人。还有谁需要知道这一情况？护士说，她会给病人家属打电话，然而我意识到，病人可能撑不到家属赶来了。我不能就这么丢下这个女人不管，于是跑去给主治医师打电话。

当你读到这个故事的时候，可以暂停一下，考虑一下，如果是你，你会怎么做。但是，就在那一刻，时间的紧迫感像军队一样包围了我：一步，一步，沉重的靴子踩在地上，带着刺刀的莱福枪指向我。时间贴着我的脖子喘息，离我那么近，我几乎无法思考，也根本来不及思考。我让护士打了抢救电话。

几分钟后，抢救小组集合了：主治医师、重症监护初级医生、另一位初级医生和两位值夜班的护士。我简短地向他们介绍了情况，主治医师给出了简短的回答，我知道他会这样回答："她不进行心肺复苏。"

"是的，我知道，"我有底气地做着自我辩护，"但是她的心脏还在跳啊，所以我只是……"

我只是什么？我只是不知道我能不能袖手旁观，眼看着患者死亡？我只是觉得不自在？我只是在想，这是谁的母亲？我想说："我来不及亲自给你打电话，我不知道如何是好。"我只是觉得一切都来不及了，我只是感到恐惧。

我还没来得及解释，夜班的护士就打断了我的话："你做得对。"我对这句话感激不尽。几秒钟后，病人手腕的脉搏消失了，就在我握着的地方。然后，她就去世了。凌晨4点，在三楼走廊的尽头，在一个我不熟悉的病房，面对着一个我刚刚才见过的病人，面对着我觉得无法挽救的情况，我需要知道自己的决定是正确的，我需要知道，自己并不孤单。

当我第一次把这段经历写在博客上时，一位医生在下面发了一条匿名评论。他说："那天晚上护士说你做得对，并不意味着你真的没错。你在情感上需要帮助，她给你的陈述加一个句号，以免你受到斥责。"当然，某种程度上，这位医生的观点是正确的——我为了一个即将死亡的、无法挽回的病人呼叫了医疗急救小组。我打电话向他们寻求支持，无论是临床上的还是情感上的，但我都没有为之道歉。称赞别人"做了正确的事"只是一种主观的赞美，这位留言的医生，显然很不认同我的做法，认为我不该打电话给医疗急救队，这种看法对吗？我的做法也许是不对的，他或她比我更有经验，对自己更有信心。但在那一刻，我真的应该袖手旁观吗？对于一个没有经验的、从来没有诊断过巨大肺栓塞的医生来说，对于一个恐惧的、肩负重任的医生来说，对于一个除了站在那里看着病人死去之外，觉得还有一线希望，可以做些事情的医生来说，我的做法有什么错吗？没错，对我来说，我的做法是对的；当然，也许下次我会做得更好。

但对病人来说，我的做法是正确的吗？我不能完全确信。对她来说，也许我最需要做的事情就是平静地坐着，握着她的手，和她一起面对死亡。那天晚上，她想找的并不是医生，但我没有那种镇定自若的精神，我并不介意承认这一点。

急救团队几分钟后就离开了，但那天晚上我和护士一起在病房里等待着她的家人，告诉他们事情的经过。虽然我现在已经经历了很多这样的情况，但仍有一些谈话在我的记忆中难以磨灭。我记得最清楚的是，她的丈夫问我，妻子临终时是否痛苦。我告诉他，并不痛苦，她很快就什么都不知道了，转眼间就去往了另一个世界。

我说过，医生有相应的策略来排解自己的恐惧。这通常是无意识的——目标是在恐惧来袭的时候，对它进行微处理，因为医生和病人都不能屈服于恐惧。你不可能表现得像只在车灯前惊慌失措的兔子——这一点帮助都没有。作为一名重症监护医生，病人的恐惧常常是我工作要面对的事情，这并不稀奇。在很多时候，他们的恐惧变成了例行的程序，而我也早有准备，我一开始就会说一句标准的、让人安心的话："别担心，一切都会好起来的。我们都是来保护你的。"

这并不是说，我认为每个病人的恐惧都是一样的。当我把病人的恐惧称为"例行程序"时，这并不是一种价值判断，它只是我例行工作的一部分。像我这样的工作，通常无法留出很多时间，让我认真研究病人恐惧的根源。他们迫切需要某些东西，无论他们是否害怕，你都必须传递出这种信息。所以，你会发现自己只能专注于安慰，说出你在处理紧急情况时想到的应急的话：一切都会好起来的，我们会把你救回来的。尽管我经常想知道这样说是否真的妥当。通常情况下，我根本不知道这样做是否可行。很多时候，其实谁也不知道。

但实际上，你还能说些什么呢？大多数情况下，当人们处于危急关头，挣扎着呼吸、挣扎着活下去时，我都会麻醉他们，或者说，让他们"入睡"。对我来说，病人很可能以某种方式死去，这并不鲜见；但是试图阻止死亡并无不妥，其中确实存在着一个你可以提供帮助的机会。这是病人向你提出的请求，也是他们最大的希望。

当今社会，不少人质疑，那种"医生最清楚"的家长式态度，是否仍应在现代医学中有一席之地，一些医生回击了这种质疑，也招致了不少人的偏见。在很大程度上，我完全同意这些医生的观点，但不得不说，面对病情严重的病人时，医生与之交谈的时间只有几秒钟，医生的诚实是有限度的。

有一天，我尝试了一种不那么家长式的方法，虽然我说不清究竟是为什么。这是一位 20 多岁的年轻小伙子，在一次车祸中，他从车里被甩了出去。他体格健壮，手臂上有文身，脖子上有一条链子。他流了很多血，我的手一直压在他颈部的伤口上。可想而知，我的手比较用力。他抱怨我把他弄疼了，让我把手拿开。我友善地拒绝了他，因为我正尽力不让他流血。

他突然问："我要死了吗？"

"我们正在尽一切努力帮助你。我需要你试着保持冷静，我知道这并不容易，但只有这样我们才能解决你的问题，把你送到手术室。"

"我要死了吗？"他用更大的声音问。

"你受了重伤，我们会把你送到手术室，尽我们所能保住你的生命。"

结果他开始大喊："我要死了吗？"

他需要一个确定的回答，是或者不是，我其实可以任选一个回答，但是不管选哪个，其实都是在说谎，我根本没法做出保证。

这时，急救医生站出来说："不，你不会死的！"然后他看了我一眼，说："你怎么回事？"病人立刻安静下来，我们继续做着抢救工作。事实上，我们完全知道，他可能会死，事实就是这样。

在可控制的情况之外，提供某种保证通常是你必须要做的，我认为，那些因此[1]而对我做出严厉评判的人，并不是那些在手推床上流血不止或呼吸困难的当事者。事实是，有些病人透过他们恐惧的、扩张的瞳孔看着你，他们希望听到你说一切都会好起来。最后，要么我是对的，他们会没事；要么我是错的，但我仍觉得自己告诉他们的那些经过选择的事实并无不妥：

"别担心，一切都会好的，我们都在你身边，保证你的生命安全。"

我在麻醉部门工作时，顾问医师和我曾经一起给一位60多岁的病人实施手术麻醉。病人叫彼得（Peter），他身上出现了一个大脓肿，需要切开引流。从广义上说，这是一场计划外的手术，但除了你通常会联想到的全身麻醉的风险之外，与我常做的手术相比，这场手术并没有真正危及生命的风险。彼得很紧张，所以我安慰地笑了笑，尽量使自己的眼神显得和蔼可亲。我把塑料氧气面罩轻轻地按在他的脸上，告诉他放松，正常呼吸，而顾问医师则配好了药，检查彼得手背上的插管是否正常。我站在彼得身后，猜想着他所看到的我的脸是什么样子，估计一定是上下颠倒的。[2]

彼得颇为不安，不停地对我说，他只是想"这一切都赶紧结束"。我告诉他，一切都会过去的。

住院的病人往往表现出不同程度的恐惧。有些病人可能一见针就瘫倒，而另一些人可能连眼皮都不眨一下，大多数病人的行

---

[1] 指不告知病人实情，提供不可靠保证的家长式做法。——译者注
[2] 躺着的人看到正上方的脸，其实是一个倒像，作者借此说明，在彼得看来，估计根本察觉不到作者的表情有什么和蔼可亲的地方。——译者注

为介于两者之间。除了尖叫的孩子，我还真没见到过比麻醉室里的彼得更紧张的病人。但作为一名医生，你要学会设想各种各样的行为，而病人过度的恐惧也会成为需要你尽力去控制的某种东西。

"害怕难道不正常吗？"彼得问。

我告诉他当然正常。我记得自己还跟他说，手术并不是大家的日常经历——如果他不觉得担心，反而才是不正常的。

说实话，我对他的恐惧并没有什么评判。失去对生活的控制，哪怕只是1小时，都是件可怕的事。我只做过一次全身麻醉，那是拔掉四颗智齿的时候，而那时我已经在医学院了。在麻醉室里等待的那一刻，我在想，排在死刑犯的队伍里，准备接受死刑注射是什么感觉。我想过极为后悔是一种什么感觉，但仍然无法控制自己如何面对即将死去的事实。我真的入戏了，我记得自己睡着前说的最后一句话，是一句惊慌失措的请求："不，我改变主意了，我不想拔了。"

我用面罩蒙住彼得的嘴和鼻子，让他吸了大约3分钟的氧气，继续实施麻醉程序。医生拿起准备好的注射器，开始麻醉。

第一种药。第二种药。观察病人。观察监测仪。

"感觉不好。"在完全进入麻醉状态之前，彼得还在昏昏欲睡地喃喃自语。

"别担心，"我冷静地回应着，"一切都……"我还没说完，彼得就失去了意识。我用食指轻轻触了触他的睫毛，观察他是不是完全没有反应了。

注射第三种药。观察病人。观察监测仪。

冲插管。一切都很顺利。等待。我看了看顾问医师，他点头示意我抬起喉镜，然后，我找到了合适的视角，准确地置入了气管插管。我瞥了一眼监测仪，取下了喉镜，把它放在彼得的枕头边。在这短短几秒钟里，我又看了眼监测仪，没有任何征兆或警告，彼得的心脏骤停了。

我们马上开始做心肺复苏。我们做了所有尝试，试图把一个生命拖回这个房间。参与抢救的人员越来越多，我们完成了应该完成的每一步操作，但4个小时后，彼得还是去世了。

那天的事情依然历历在目。我记得自己感到万幸的是，我们完成了标准的麻醉前的病历记录，没有偷工减料。我还记得当时顾问医师的样子，他伫立在事后的余波中。这绝对不是他的错，但我记得他脸上那种受到了毁灭性打击的表情，同事让他回家，并主动接手了他当天剩下的工作。我记得那天晚上，自己久久不能入睡，忍不住去想，当彼得做完手术后，他想吃什么，他在夏天有什么计划，他的家人中谁会最想念他。

我还记得，我曾怀疑自己是否足够坚强，是否能够承受告知病人病情的压力，告诉病人会好起来的，而实际上总有一些可能性——无论多么微乎其微——他们会死。我记得我问自己，消除病人的恐惧是不是我工作的职责，也许我本来就不想承担这种责任。通常，他们的病情并不乐观，很有可能会死亡，而且很多时候，当我表现得像完全了解事实那样，说他们会好起来的时候，严格来说，我是在撒谎。

但是，当你第二天去上班时，总会看到另一双惊恐的眼睛。

病人的恐惧在与你见面的那一刻爆发，所以你怎么能不抓住他们的手，告诉他们一切都会好起来？

　　一年多后，我在神经外科病房照料了一位病人。劳拉（Lara）和我年龄相仿，她是医生们所说的"健康状况良好"的病人之一，直到她在办公室里突发癫痫，然后又一次发作。她是一位薪酬专员，但她说自己正在利用晚上的时间学习，并想成为一名律师。在劳拉等待各种检测、大脑活组织检查和诊断的过程中，我陪伴了她将近两个星期。通常来说，我很愿意去看她，但在那一次，我刻意避开了她，我知道她患上了一种最为严重的脑肿瘤，肿瘤治疗团队正在和她谈话。那天一开始，我并没有打算避开她，但早些时候，劳拉问我是否还好，并说她觉得我表现得不太一样。我假装很累，改变了话题，然后离开了病房，直到合适的团队向她说明情况。

　　当天下午晚些时候，我走进了她的房间，她坐在床边，脚放在地上。她抬起头，看着我的眼睛说："我猜你已经知道了？"

　　"是的，"我回答道，"我很抱歉。"

　　我关上门，坐在劳拉床边，我们两人都看着前方，没有目光交流。我并不经常像公园长椅上的老朋友那样，坐在病人床边。当然，我们并不是像坐在公园中那样，望着眼前川流不息的人潮车海，而是盯着眼前正对着的病房墙边的水池，我穿着合身的工作服，而劳拉穿着睡衣。

　　"那么，我应该会没事的，是吗？我觉得这个病不会让我很快死去？"

劳拉的问题让我一惊，并不是惊讶于她会问出这样的问题，而是惊讶于她现在就已经把问题抛给了我。她看上去非常害怕，仿佛成了另一个人，仿佛她想要问出这个问题，但又并没有决定自己是不是真的想要知道答案。

我脑海中想到，这一癌症的五年期生存概率大概是 6%。她到底是如何从有关病情的对话中得出结论，认为这不会让她英年早逝？为什么她没有直接问肿瘤治疗团队？出于某些原因，她选择问我，而现在我就坐在她身边，周围弥漫着她的恐惧和我的恐惧。

这种恐惧让我感到惊慌，我停顿了一下。我并不是这方面的专家，何况我真的很了解劳拉吗？她是想要知道全部真相，还是其中的某一种情况？什么才是她最关心的事？

她一定从我的脸色中读出了什么信息。她重复了刚才的问题，并且说道："即使我错了，我也希望知道真相，这只有我一个人。"

我长出了一口气，向她解释说，自己并不是肿瘤学方面的专家，但是我知道她长了一个晚期肿瘤，就这一点来说，这并不是什么好消息。我告诉她，就她的个案来看，还有一些积极的方面：她还年轻，没有什么其他的慢性病，脑部肿瘤已经切除了，并且有了明确的后续治疗计划。我认真地观察着劳拉的脸，但是她没有打断我，我继续说到，当然，我目前并不清楚其他的具体情况，比如肿瘤的边缘是否已经被完全清除、之后会不会复发，也不知道她的身体对于后期治疗的反应。

"最后，确实（Yes），这种情况极有可能缩短你的生命。"

"确实"（Yes）一词从没有像现在这样，成为一个如此凶恶的词汇。

我们沉默了几秒钟。我低头看了看白色的壁脚板，又抬头看了看墙边的洗手池，然后劳拉说："谢谢你告诉我。"我转过身看着她，她露出一丝微笑，我只能说，她流露出了我所预料到的失望。这不是听天由命，而是接受了这样一个事实：通过提出这个问题，她又掌握了些许自己需要知道的信息。我没有再做什么解释，但又陪她坐了一会儿，她说自己感到很难过，她会给家人带来这么多的担心和悲伤。我提醒她，她不能阻止家人爱她，这是他们的权利。我还说，现在无论说什么都还为时过早，我希望她能及时摆脱这种负担，不再为家人的痛苦感到自责。

我算得上诚实吗？我只能说，自己没有撒谎，但我没有尽可能地说清楚。我没有告诉她这一肿瘤的五年期存活率，她自己能够在网上找到。我想告诉劳拉全部的真相，但是，当我和她交谈的时候，那些话被她巨大的疑问和恐惧拖住了，这些恐惧和疑问来自那些已经覆水难收的、不得不说出的信息。

一年多后，劳拉去世了。我敢肯定，在我们那次谈话之后，她与肿瘤学家和安宁疗护团队进行了多次更坦诚、更专业的讨论。也许在那之后，她甚至不记得和我在一个房间里的那几分钟，但我却经常想起那次谈话，我不知道谁的恐惧更具真实感：是她的，还是我的？

病人在面对突发疾病的压力时，往往不是他们所认识的自己。

他们周围的世界可能会变得陌生，而在那个他们如此脆弱、孤独无助的时刻，他们会依赖陌生人——那些即使在前一天遇到，都根本不会打招呼的陌生人。在这种时候，作为一名医生，我感到自己不可避免地变成了一个不完全属于我的人，一个连我自己都不太容易认出的人，我被病人的巨大需求所定义着。

有一次，我去病房巡诊一位病人，他刚从重症监护病房转到普通病房。

那个月的早些时候，他遭遇了一起车祸，手臂、肋骨、骨盆和锁骨都出现了骨折。他还出现了严重的肺部挫伤，需要做气管切开术，并长时间使用呼吸机。现在，他已经拔掉了插管，可以转到普通病房了。我正好路过，所以就走进了病房。我们谈及能再次待在一间有窗户、有自然光的房间的美好感觉，他突然停了下来，唐突地说："你个子这么小吗？"

"什么？"我问。

"我不知道该怎么说，亲爱的，我从来没有意识到你个子这么矮。"

他不再那么不舒服，不再那么依赖于我给他提供的东西。我还是原来的那个医生，但当他熬过了人生中那段病危的经历，他也许觉得自己长高了些，而我现在明显只是个 5 英尺又 2.5 英寸高 [1] 的矮个子。

---

[1] 大约 159 厘米。——译者注

我曾用视频网站上的短片和泰迪熊，分散受惊吓的孩子们的注意力，这样，我的同事就可以把一根套管植入他们手里。我也曾站在核磁共振成像（MRI）的机器旁，照看一位需要接受全脊柱扫描的病人。她有幽闭恐惧症，我按摩着她的脚，这能够帮助她完成扫描，而这次扫描是为了安排紧急的放射治疗计划，缩小长在病人脊柱内的肿瘤。我也曾答应给一位怕针刺的病人进行局部麻醉。

但有时，病人把他们的恐惧传递给你，而你对此完全无能为力。没有办法控制，无法回答病人的问题，没有技巧，也没有可遵照的程序。这些遭遇一直令我难以释怀。

"我只是太害怕了——一切都变化得太快了。"这是93岁的迈克尔（Michael）说的话。尽管眼部的黄斑病变使他只能看到形状和阴影，但迈克尔的思维依旧敏捷，仍能独立生活。不幸的是，他最近在家里摔倒了。刹那间，日常生活的齿轮停止了转动，他来到医院；我们告诉他，他已经老了。人们常常抱怨医院不适合老年人居住，对于那些为了保持健康而奋斗的人来说，医院也的确算不上是什么友好的地方。

理疗小组来看他，但迈克尔出现了关节疼痛。在他从跌倒中恢复的这段时间里，他的骨头已经适应了床上的休息，所以我们给了他一块疼痛贴片。他住在一个有6张病床的病房里，他的床在最里面。迈克尔视力不好，不能再看书了，他旁边的病人也不适合谈话。我和其他的医生、护士尽了最大的努力陪他聊天。我们聊起了时事，我还给各种已经接不通的号码打过电话，想给他找些有声读物，或是任何能活跃他思维的内容。我发现自己在为迈克尔辩护，当我说出他的实际年龄时，一些同事翻了翻眼珠，这让我的自我防御屏障越筑越高，如同一堵墙。我想大喊一声："别把我的病人撇在一边！"我想问他们，是否知道迈克尔毕生都在经营一个农场，是否知道他想当画家，或者他的老师因为他用左手写字打了他一巴掌。我想让他们知道，迈克尔已经告诉我准备把票投给哪位候选人。

"我只是太害怕了——一切都变化得太快了。"他的话深深地印在我的脑海里，他背负着恐惧求助于我，我怎么能不努力保护他的安全呢？但在我的思考中，也确实夹杂着些不吉利的顺口溜："国王的马，国王的臣，都不能让迈克尔变回健康的人。"[1]

迈克尔再也没有回到自己的家——他和我们一起住了几个星期，恢复了一些活动能力，然后去了养老院。他似乎更平静了，离开医院时很高兴，也为养老院里有一个花园而感到兴奋。在他出院前不久，我和另一位初级医生推着轮椅带迈克尔出去转了转。对我们来说，这一天很安静，阳光明媚，而老城区综合医院的一个优点是，这些医院常常带有户外的活动空间，迈克尔让我们描述一下院子里的花花草草。他的儿子也来看他，我们都坐在花园里，晒着太阳。

几分钟之后，迈克尔转向我，问道："你能给我儿子讲讲我们那天聊的事吗？你知道，关于心肺复苏的事。"

几天前，迈克尔坐在椅子上，我坐在他的病床上，我们有过

---

[1] 指倾尽全力，也无法让迈克尔重回过去的生活了。（All the King's horses, and all the King's men, couldn't put Michael together again.）——译者注

一次谈话。那天我鼓起勇气去接近迈克尔，我问他，是否想过在生命最后的时刻想要什么？他的恐惧仍然在我耳边隐隐回响，但我想要让他面对那些会与死亡有所联系的情况。我们讨论了心肺复苏和这种"治疗"的局限性。当我们聊完了主要内容时，他停下来想了一会儿，然后问我，上帝会不会介意他坦然接受死亡。我告诉他自己不是关于上帝问题的专家，但我认为上帝不会介意。

所以，现在，坐在花园里，我开始向迈克尔的儿子解释，为什么迈克尔决定行将去世时不接受心肺复苏抢救。然后我们又重新开始谈论天气，以及阳光照在脸上的美妙感觉。

当我想起那些恐惧的面孔时，那些不那么急迫的面孔可能在记忆中占有最重要的分量。迈克尔年纪越来越大，他对自己逐渐失能产生了恐惧，这着实令人心碎，而重新定义这种恐惧的动力几乎势不可当。我认为，人类有一种本能反射，想要把恐惧作为另一种东西交给他人，并重塑它。我本可以笑着说："别担心，你很快就会恢复的。"但是，如果不是在危及生命的紧急情况下，这样做似乎是不对的。你要试着让病人的恐惧呈现出来，即使你自己也要冒险感受他们的痛苦。

在我刚刚取得职业资格还不到一个月时，我认识了格洛丽亚（Gloria）。她90岁了，已经在医院住了好几个星期。她身体虚弱，肺炎使她无法动弹。她在老年护理病房的休息室里度过了最后几周。即使有2个助听器，格洛丽亚也听不清楚，你必须对她大喊才能让她明白你的意思。如果像我这样，不是本地口音的话，你就不仅得大喊出来，而且还要放慢语速。

当格洛丽亚已经时日无多时，我们开始介入重症监护。记得有一天早晨，我站在她的床边，她突然抓住我的手，绝望地看着我说："请不要让我死去。"

我能做什么呢？我总不能说："你当然会死，格洛丽亚。你已经90岁了，过去几周你都在接近死亡，我现在什么也改变不了。"

我试着向她解释情况，安慰她，但她正处于极度痛苦之中，听不到我的话，而且这种谈话不适合大喊大叫。作为一个新医生，我并不想让老年人害怕死亡。我想，如果他们不害怕死亡，事情会简单一些，至少对我来说比较容易。

我当然会给格洛丽亚开些合适的药物，尽可能让她舒适、无痛苦地死去，但这似乎还不够，那一刻，我生出了一种自己从未预料到的无助感。我找到主治医师，告诉他格洛丽亚所说的话，但他没有理我，也许他也感到无助。

我无法摆脱这种压力，所以打电话给顾问医师。我告诉顾问医师，格洛丽亚需要情感上的支持，并问及是否可以联系她的家人，确认家属是否知道格洛丽亚的感受。但我也不确定，把这种压力转移给家属是否合适。我还告诉顾问医师，我不想对格洛丽亚的家人太残忍，但我只是接受了别让她死的请求，不知道该怎么办。这是我遇到的第一位顾问医师，回顾过去，尽管他有很多招人喜欢的优点，但对于我这样一个第一年的新手来说，最为宝贵的是，他总是认真对待我的担忧，给予我很大的安慰。那天，如果他不给我时间倾诉这些，我真不知道自己会做什么。

顾问医师建议我们当天下午打电话邀请家属来谈一谈。我忐忑不安地问他们，是否了解过格洛丽亚的感受。确实，他们已经猜测到，格洛丽亚心里害怕了。这种担心已经在他们的脑海里了，他们觉得只有牧师才能给格洛丽亚带来安慰。这似乎是一个简单明了的答案。为什么我自己没想到呢？面对她的恐惧，我惊慌失措，因为我没有医学上的解决办法。

我们医院的两名专职牧师来到了病房，他们分别和格洛丽亚待了几个小时。每次我走过她的房间，透过窗户往里看时，都能看到她躺在床上，旁边坐着一位牧师，牧师双手交叠放在膝盖上，像他们平时一样安详。当天晚上，格洛丽亚去世了，比我们任何人预料的都要早。我相信牧师们给了她所需要的东西——我无法给予她的东西，我想她去世时并没有特别害怕。

当你站在病人面前时，他们的生命就掌握在你的手中，这种恐惧会促使你努力达到某个标准，满足了这个标准之后，当你回首往事，你会知道自己已经尽了最大的努力。

悲伤（Grief）

绝配：医生、鬼魂和乌鸦。我们能做那些其他角色做不到的事，比如吞下悲痛和那些未显现的秘密，与话语和上帝戏剧性地缠斗。

——马克斯·波特（Max Porter）
《悲伤是长着羽毛的生灵》[1]

---

[1] *Grief is the Thing with Feathers* by Max Porter, Faber & Faber, 2015. Copyright © Max Porter 2015.

我曾无数次站在悲伤的病人家属周围，哪怕只是算算其中的一部分，也无法数清。我知道，自己所看到的只是他们未来生活的序幕，只是隐约出现的家庭新生活的冰山一角。我在这段序幕中扮演了一个小角色，但他们才是这段序幕的主角。

在医学院，我们在课堂上谈论过人们的悲伤。老师会告诉你，悲伤是很正常的，但它会演变成病态的。老师们还告诉你，公布坏消息是你的责任。老实说，我在医学院学到的东西几乎完全无法让我胜任这一角色，但有些东西你必须边做边学。

我毕业从医已经快 7 年了，说到告知重要消息的方法，到目前为止我已经学会了 3 条规则：

1. 倾听。

2. 经常说"死者""死亡"和"病危"（如果你确实是这个意思的话）。

3. 永远不要向任何人做出任何超出你职责范围的承诺。

也许这并不是什么明智的做法，但事实是，在 7 年的行医实践中，除了这些必备的规则之外，我只能尽力做到最好。一个医生走进病房，他们怎么可能真正知道面前的病人家属在想什么呢？当然，如果我们努力相信自己能够很顺利地告知坏消息，那么这对双方都是好事。驯服悲伤这只野兽是一种高尚的追求，但悲伤并不总是可以预见的，如果我们忘记这一点，那么这种追求只能算是一种虚荣。悲伤有很多种面向。

有时，悲伤会从某个房间里出来：或缓慢，或急促，或咆哮而来，或如游行示威一般声势浩大。

一天早上，我和另外 3 位同事在一个房间里，房间里有木兰花的墙纸、绿色的塑料扶手椅、水彩画的相框和一盒没有商标的纸巾。我说："你好，我的名字是……"，并向病人介绍了我身边的护士，然后解释了我在重症监护病房的工作。病人的女儿坐在我对面，我问她对自己母亲的遭遇有什么看法。在进入主题之前，我倾听并填补了故事中的一些空白。

我是掌握信息的人——不那么乐观的信息，也是需要负责打破沉默的人。

作为医学生，我们认真地学习过如何成功地告知坏消息。我听过讲座，和同学们围坐在一起完成角色扮演，通过电影和真实事件反思经验。研习告知坏消息所需的技能一直是我优先考虑的事情之一，但我常常想确定，我们是否真的知道这意味着什么。当我回忆起那天在木兰花房间的故事时，我告诉自己，我本可以做得更好。我记得有很多次自己已经做得更好了，这毕竟不是我第一次拉开炸弹的引信，也不是我扔出的第一枚炸弹。尽管我只给了你很少的信息，但你可能会想，你也许会做得比我更好。或许你是对的。

在类似的情况里，当我感到事情的进展并没有预想的那么顺利时，我总会回到同样的问题：所谓的顺利，到底是对谁而言的？在那个房间里，究竟是谁在试图保持清醒？如果我没有在摔门声响起时坐在这个病房中，或是不必说出自己说过的那些话，我可能会感觉好些。但是，母亲要从女孩的生活中被拖走了，女孩的悲伤如同撕心裂肺一般，而我到底是谁，能够试着去征服这种反应？谁能说她曾经是我的控制对象？关于死亡，关于悲伤——它们都不听命于我。

我告诉这个不到 20 岁的女孩，她的妈妈今天就要去世了，永远不会醒来，不会再像我们想象的那样拥有自己的生活。我把这个事实告诉了她，然后又对她说了一些温和的话，一些表达安慰、关怀与安宁的话，希望能够给她宽宽心。

但是那一天，悲伤袭击了这个绿色塑料扶手椅上的女孩。她悲伤地闭上眼睛，摇着脑袋，拒绝接受我所表达的信息。我让她安静了一会儿，告诉她我对于这一情况也很抱歉，能够理解她的伤心。小姑娘说，她没有感到痛苦，而是恼怒。当然，她完全有理由感到恼怒。

于是她站起来说："别说了，够了。"她跟跟跄跄地走向门口，惊慌失措地想要离开房间，她的手摸索着，从门把手上滑了下来。她再次抓住把手，终于绝望地逃离了现场，我没有阻止她。门在她身后"砰"的一声关上了。我或是护士会跟着她，但现在还不是时候。

在这样的谈话过后，我本该不断地问自己：我怎样才能做得更好呢？我怎么样才能把一颗手榴弹扔进那个人的生活，而不迫使他们离开椅子和房间呢？但有时我真的认为，在某些情况下，另一个人总是会跑出房间的。有时我想，成功地说出坏消息的秘诀在于，你需要有勇气接受一种自我定位，即你确实破坏了一些东西。

在医学院的时候，老师们尝试模拟"真实的"场景。我在角色扮演中遇到的演员都很认真，有时甚至有点让人恼怒，我可能会皱起眉头，指责他们有点过火了，太喜欢扮演"困惑和悲伤的亲属"这个角色。但即使如此，这些都不能真正让你准备好去感受别人的悲伤，那些悲伤是那么的突兀和刺痛。

那是某一天的上午9点，我刚帮一名护士把一位女性从重症监护病房的地板上扶起来。她冲进了医院，然后晕倒在垂死的弟弟面前。她在重压下崩溃了，短暂昏迷，瘫倒在地板上，我们给她垫了一个枕头。当她重新恢复意识，并慢慢睁开眼睛时，我看着她的脸，她慢慢地意识到，一切都没有改变，直到她感觉出自己的眼睛擦伤了。她的弟弟年仅30岁，接受了气管插管，用上了人工呼吸机，可能还有1小时就会出现血液循环衰竭，心脏会停止跳动。那天早上，一名顾问医师把家属们叫到一起，告诉他们，病人的死亡已经不可避免。事实上，小伙子现在的状态已经足够让家属们开始悲伤了，在重症监护室，悲伤往往出现在心脏完全停止跳动之前。

几分钟后，我站在了一间小房间里，这家人和他们垂死的亲人与我同在一个房间。这里有两姐妹，还有一位兄弟，以及那位即将离他们而去的弟弟。我的团队认为，在家属悲伤的时候，一个单独的小房间可能会给他们提供更多的隐私空间。我刚刚帮忙把我的病人从主病房转移到小房间，正忙着收拾其他东西时，突然传来了喊叫声。他们开始对自己的兄弟大喊大叫，让他回来。

姐姐抓住病人的肩膀，摇晃他，也许她的力量还不足以把病人的肩膀从床上抬起来，但我记得她的动作是多么猛烈，与一动不动地麻木地躺在床上的病人形成了鲜明的对比。病人闭着眼睛，身上只覆盖着一张白布。

然后病人的兄弟转向我，绝望地喊道："来啊！你有机器——我们只是想让你再尝试一下！"这两兄弟长得很像，其中一张脸平静而茫然，而另一张脸却在旁边看着，扭曲着，而且越来越激动。他又转向我："你为什么不再试一试？你是不是想要钱？"

没有人等着我回答，后来一位姐姐试着继续这一对话，她尝试了另一种方法。她问我是否知道，病人对他们有多重要，是否知道他们对彼此有多重要？我告诉她，是的，我可以想象。我告诉她，我也有一个哥哥，我真的感到很遗憾。我试着让自己的声音听起来善良、冷静、有爱心，但我也说了不，我真的无能为力。这家人在房间里来回踱步，不知所措，不知道如何说服自己，也不知道该如何面对这种情况。当他们对沮丧感到疲倦时，就静静地坐在了椅子上或地板上。

那间屋子里弥漫着那么多的悲伤，那么多的绝望，尽管所有的痛苦都在整个空间里游荡，但我可能永远也不会理解"自己"真正的感受。我觉得自己感到的是空虚。

一个家庭正处于痛苦之中，这与你无关。现代医学提倡以病人为中心的护理模式，同理心通常被认为是无可争议的关键价值。但同理心也难免夹带着个人的偏见，很难完全共情，毕竟实际上，有些时候经历病人或家属的悲伤和痛苦毫无必要，甚至有害于你需要做的工作。从来没有人告诉过我，有时候，在你面前的痛苦和你自己的心灵之间筑一道墙是可以的，甚至是有益的，但我自己确实这样认为。在职业生涯中，很多时候我更倾向于有限的同情，而不是真正的同理心；有时，我甚至需要刻意地与一些家庭的话语相分离。

我曾被叫作杀人犯。那是一个清晨，我和病人家属们在一起，前一天夜里，家属们刚刚被告知，他们的亲人遭受了致命的脑损伤。这位女病人原本还在高速公路上开车，之后突发头痛，把车停在路边。在这个过程中，她头部的动脉瘤破裂了。开车。死亡。一件看似平凡的事情无声无息地变成了一场灾难。一辆救护车向她疾驰而来，一切都变得不再平静。

我是接诊团队的一员。我清理了她气道中的呕吐物，把管子塞进她的气管，挤压袋子让她的肺部充气，努力避免让她再吸入食物残渣，这些东西已经进入了她较小的气道。我看着一台叫作支气管镜的成像设备，将管子下到她的肺部，清理被吸入肺部的污物，直到我们能够鼓入足够的氧气让她活下去。病情逐渐稳定后，她接受了CT扫描，结果显示她发生了非常严重的颅内大出血，已经濒临死亡了。

顾问医师早前已经来过，向家属解释了这一令人绝望的情况。此刻，我和家属站在一起，在我们把病人转到重症监护病房之后，家属们仍然有疑问。我们经常需要反复聆听家属的疑问，所以我向他们重申，无论有没有呼吸机帮助病人呼吸，也不管有没有药物来维持病人的心跳和血压稳定，病人都无法存活下去了。进而，我详细地解释说，进行手术是没有意义的，维持生命并不会让病人康复；当我说出这些真相时，病人的丈夫居高临下地看着我，然后以一种铁证如山般的态度说："如果你把管子从她身上拔出来，你就是个杀人犯。"他说的是导气管，可以让我们机械地维持病人的呼吸。

我抬起眼睛看着他，全神贯注地听他说话。在那种情况下，你不能急躁，只能用体贴和同情的态度进行解释，死亡不是某种选项，而是一种不可避免的情况。就在那天，我向他们解释说，他们的亲人就要去世了，我也无能为力，即使我们维持插管并使用呼吸机，病人的心脏还是会停止跳动，也许在今天，也许在明天。我告诉他们，他们深爱的人可能永远不会再醒来，不会再重返生活，我很抱歉，我知道这对他们来说是很大的打击。

她丈夫的眼睛眨也不眨一下，又看着我说："是的，我知道，但我要告诉你我的看法。我们是这样认为的：你将会成为凶手。"

在这种情况下，作为一名医生，你不能表现得好像在街上受到了指控，仿佛你真做了什么可怕的事情，或是正想做什么见不得人的事。没有必要惊慌失措或义正词严地否认，因为这根本不关你的事。你可以在脑中默念几句，这不是你表达自己观点的时候。这很有帮助。首先，你要做好病人需要你完成的工作；其次，你要承担病人的亲友需要你承担的角色。是的，我会站在原地，倾听家属的想法，看他们是否接受了不可避免的死亡，进而病人才有可能更有尊严地死去。病人家属在回顾过去的时候，也许不会把我看作将他们的亲人推入抢救室的人，也不会把我看作尽己所能救助病人的抢救团队的一员，而是把我看作杀死他们亲人的罪犯。

然后我只有等待，当他们需要我成为别的什么角色时，我也会成为那个角色。

那位病人当天就去世了。我又回去上夜班的时候，她的心脏停止了跳动。她去世了，仍然戴着呼吸机，并维持着全部的生命支持设备；我猜想，对于家属们来说，保持着这些支持设备可能很重要。我告诉他们，我感到非常遗憾，没有人提及他们之前的指控。病人的丈夫说了声谢谢，他的弟弟和我目光相遇，相对无言。然后，他们离开了重症监护病房，身后拖着沉重的悲痛。

死亡往往像晴天霹雳一样降临到每个家庭：来无影，去无踪，没有机会做什么准备。但有些时候，死亡是一步步逼近的，也许已经好几年了。不过，即使在这样的情况下——面对势不可当的慢性疾病——你仍然得做那个讲出真话的人，讲出那些已经人尽皆知的秘密。

快到半夜了，我爬上楼梯，走向内科病区。楼道里静悄悄的，只有偶尔从外面传来的警报声。一路上我没有碰上任何人，当我到达时，病区的灯已经关掉了。我推开门进入病区，在护士站记录体液平衡数据的医疗助理抬起头，她注意到我的外科手术服，猜测我可能来自重症监护科，指了指病区尽头的一间侧房。

应医疗团队的要求，我来给一位即将死于慢性疾病的病人做检查。病人60岁了，他的妻子、女儿、姐姐和父亲都坐在床边。

我记得自己一进门就吃了一惊，他的父亲看起来比他更年轻。我以前从来没有见过这位病人，但不用花费什么心力，就能够看出他患有严重的心脏衰竭和不少其他的慢性疾病，这意味着这次发病可能是一次最终的事件。

房间里没有多余的椅子，为了不让病人显得更脆弱，我在他床边蹲了下来，然后向他作了自我介绍。我唤着他的名字，问他感觉怎么样。他的眼睛空洞地盯着我所处的方向，低声说了句"你好"。但不幸的是，就像经常发生的情况一样，我遇到这个病人的时候，他已经病得很严重了，根本无法和我进行任何程度的交流。给他做完检查之后，我和他的家人坐在一起，问他们是否讨论过在这样一个时刻——在病人快要死去的时候——病人可能想要什么。

答案是否定的，他们的表情似乎传达了一种悲伤的无助感。我继续问他们，病人是否已经从自己的病情中知道，死亡的可能性越来越大，病人是否知道自己的情况有多么不理想。他们面面相觑，然后又转向我。似乎他们真的感到有些遗憾，他们想回答我的问题，但又确实不了解情况。他们回答说，不知道。

就像这样，慢性疾病往往是很棘手的。作为一名医生，我知道他快要死了，但对病人和家属来说，可能既没有突然的号角声，也没有传令官。慢性疾病往往不会像癌症那样引人注目，也就无法让人们在死亡时有所准备。通常，慢性疾病的死亡只是悄悄降临在人们身上。他们很惊讶，然后我发现自己处于这样的时刻：捅破这层窗户纸，告诉他们真相。这些真相其实早就在那了，但由于某种原因，他们直到快要去世时才真正接触到这一事实。

我给已经下班回家的顾问医师打了电话，告诉他病人的情况，他也认为病人已经无力回天，但他想让我再和家属谈谈，如果我觉得合适的话，可以尝试一下无创通气。此时病人正在努力呼吸，他可以通过病房里的面罩获得额外的氧气，但那还不够，在这种情况下，可以选择非侵入性呼吸治疗。"非侵入性"一词意味着不涉及气管插管，不需要做气管切开。病人需要保持清醒，自己呼吸，但是我们会用压力来促进他的呼吸。常见的方法是把面罩紧紧地绑在脸上，形成一个密封舱，或者头上戴一个罩子，像一个气泡，在脖子底部收紧。

当我向人们解释无创通气的操作时，我通常会尽量诚实地说出它的感觉。我告诉他们，戴上面罩的感觉可能像是在高速公路上开车时，把头伸出窗外呼吸，但如果他们能放松下来，大多数人并不难适应。我提醒病人，罩子内部可能会特别闷热，但他们可以自主地要求我们停止，决定是否继续使用这一方法。每次进行这样的谈话时，我都会想起很久以前，我的工作就是向病人解释这些东西的工作原理。当时我刚刚行医，在外科病房工作，我们的团队将一名病人转到重症监护病房，通过头罩进行无创通气。这招奏效了，但当他康复回到外科病房，最终回家之前，他有些生气，咬牙切齿地说："你把我打扮成了小丑，我再也不去那里了。"无创通气并不舒适，也并非适用于所有人。

我把这段记忆从脑海中抹去，给面前这家人提供了这个选择，并让他们明白，这是我们唯一的选择。如果这个尝试失败了，我们并不会给病人使用呼吸机。如果病人的心脏停止跳动，我们也不会试图进行心肺复苏，心肺复苏并没有什么意义。病人父亲的面庞如此的慈祥，他紧紧地握着我的前臂，对我说："我知道，你会给我带来好消息的。"

我希望这是真的，但我知道，这一方法并不会奏效。

你可能会问，为什么我一开始就同意把这个病人送到重症监护病房。说实话，我基本可以确定这个病人会去世。也许我对自己的资历还不够自信，不能绝对肯定，但我绝对肯定的是，这一家人需要经历这个阶段，他们需要看到这个选项没有奏效。病人的父亲用他温和的目光看着我，随之而来的，我的计划也受到了影响。所以，我不仅在治疗病人，其实也在治疗家庭，我把他们看作一个治疗的整体。

家人坐在重症监护室里，陪着病人，我慢慢地把现实情况告诉他们，像给婴儿喂饭一般小心谨慎。2个小时过去了，临床证据表明，无创通气的尝试未能有效改善病人的短期预后。那天晚上，我们第三次坐在一起，我告诉他们情况只能如此了。我解释说，现在所要做的事是让病人在去世的时候舒服些。你真的必须在这样的时刻说这些话：去世，死亡，快要去世了。你必须把它们说清楚。父亲告诉我，儿子答应过他，不会让白发人送黑发人，眼泪顺着父亲的脸颊流了下来。当我听到这些话的时候，我知道也许这种缓慢的死亡并不是什么秘密，家人间确实有过某些关于死亡的谈话。

他的父亲又抓住了我的小臂，恳求地看着我，问我再多半个小时会不会有什么帮助，但在那一刻，一切都已黑白分明，我站在一条已经无法改变的分界线上。我想着自己的病人——这组关系中最重要的一个人，握着病人的手，告诉他的父亲：不，他就要去世了。我表现得很友善，但也很坚决。我做好自己的工作，公布消息。

我听起来冷酷无情吗？如果我把自己视为一位演员，一个故事情节中的小角色，这并非出于不敬。我并不轻视这些人所面临的巨大问题。也无意贬低这些问题，毫无疑问，病人、他们的家人和悲伤都对于我极为重要。即使我有时可能会说感到空虚，相信我，空虚仍然是一种感觉，并不是冷酷无情。完成工作是我的底线，如果我崩溃了，就无法继续完成工作了。对他们的处境来说，我唯一能做的贡献，就是做好我的工作。

但是，知道自己在某种情况下应该投入多少心力，是我们在成长的过程中必须学习的东西，而我仍在摸索之中。不久前，一名年轻女子因细菌性脑膜炎被送进了医院。那是一个教科书般的典型症状，诊断很快，所以她马上得到了治疗，但是，当护理人员把她转到抢救部门时，她已经处于半昏迷状态了。我从未见过如此高的体温，她的心跳如同跑马拉松一般。我们已经竭尽全力，但不到3个小时，当我逐次翻开她的上下眼睑时，发现她的瞳孔已经散大了，已经扩大到5便士硬币的大小。我盯着黑色的、毫无反应的瞳孔，很明显，我们输了这场战斗。从一开始，这场战斗就不公平。

病人还是被送到了重症监护病房，第二天早上，她的脑干死亡了。脑干死亡是一个复杂的概念，当大脑底部的结构在头骨内膨胀，然后停止工作时，就出现了所谓的脑死亡。缺乏一个有功能的脑干，你就感知不到意识，没有能力告诉自己去呼吸或者适当地调节身体系统。你的大脑失去了向身体其他部位传递信息的能力，你无法生活，哪怕是最普通的生活。

病人的脑干坏死了，所以我们开始了告知死亡的流程，不同的医师在不同的时间向家属们提供他们想要知道的信息。这是一个程式化的过程，很多时候我都在场，有时在边缘，有时在前面。

当护士第一次领着这家人去看望抢救室中的病人时，我正站在手推床的后面，手里拿着输液泵。我解释了各种管子和点滴的作用，并告诉他们不要担心便携式呼吸机偶尔发出的警报。我帮助急诊室的护士把病人转到重症监护病房，并在接下来的几个小时里默默地走到检查表前，查看病情进展。第二天早上，我告诉他们，第一次测试已经证实了脑干死亡的情况。之后，我和顾问医师一起进行了第二次测试，家人们也来观看，顾问医师讲述着每一步的过程，他们试图理解我们所说的死亡。

虽然我一直保持沉默，但我常出现在周围，所以至少对这个家庭来说，我的脸变得熟悉了。在这场2天之内迅速展开的噩梦中，这家人迷失了。

病人的母亲非常善良，她将胳膊搭在我的后背上，感谢我的工作，并且抱了我。有几次，她问及女儿接受治疗后是否有什么变化，我说没有，但她仍会用手轻轻地摸摸我的额头，低声说：“不管怎样，谢谢你告诉我。”

在回顾这个事件的时候，我不确定应不应该感到奇怪，自己居然会与一个陌生人有这样亲密的交流，会接纳这种亲密的动作，即使她想和我碰碰额头，我也不会觉得有什么不妥。在工作期间，房间里总有些时候充斥着各种可怕的真相、残酷的命运转折，以及不合时宜的结局，在这些时刻，已经有足够多的陌生感徘徊在周围，再强调那些为陌生人而保留的社会交往规则，似乎并没有什么必要了。

病人的妹妹在床边坐了好几个小时，腿一直蜷在胸前。她已经是个成年人了，但仍然很瘦弱，看上去很迷茫，像个孩子。前一天，我第一次在急诊室见到她时，她也拥抱了我。

这个家庭决定同意器官捐赠，当他们留下自己的至亲，离开医院的时候，他们又一次拥抱了我。在这2个班次中，我收到了很多拥抱，我并不介意。在重症监护室工作时，很明显，不同的家庭需要从医生那里得到的东西不尽相同。有时他们甚至需要同一个团队的不同医生给予不同的东西。如果我是一位能够帮助他们面对恐惧的人，我宁愿做得平易近人些，表现得和蔼可亲些。我宁愿做一个他们觉得可以拥抱的人，如果那是他们需要我做的。

不过，有一个问题我还没有找到答案：我需要的是什么？

当处于悲伤中的病人家属拥抱我，并创造那种情感联系的时候，即使只是一瞬间，我是否会让自己暴露在他们的痛苦中？这是否会成为我面对下一个病人，以及下下个病人的障碍？

从事放射学工作的人会在上衣领口上佩戴剂量仪，这是一种小徽章，作为一种保险装置，帮助他们识别累计辐射暴露量是否在安全范围内。我不禁想知道，我的悲伤剂量仪会显示什么。当我与家属拥抱时，这一剂量会增加吗？家人总会经历一场短暂的痛苦之旅，而当我成为延续这一旅程的媒介时，我的悲伤剂量会上升吗？我们知道悲伤的安全阈值是多少吗？

什么会成为你日常工作的一部分？这是个有趣的问题，答案就是那些我们常说的已经习以为常的事。作为医疗保健专业人员，这种习以为常的事情似乎常常指我们能够承受的压力———一种防御的能力。我们告诉自己，我们是有弹性的，可以承受这些压力；我们确实如此，因为除此之外，难道还有什么别的选择吗？

当我回顾过去，已经有一些过往的场景被怀旧地贴上了"成人礼"的标签：第一次确认病人的死亡，第一次告诉家属要做最坏的打算，或者是第一次意识到有人会孤独地死去。第一次见到一位老妇人将在没有亲友陪伴的情况下孤独终老时，我获得行医资格还不满一个月。我记得下班后坐在车里，待在停车场，给家里的妈妈打电话哭诉、啜泣，告诉她我有多么悲伤。在这个世界上，这位老妇人似乎是孤独的，没有家人，最后也没有人陪在她身边，这是多么可悲啊。

我的妈妈是位护士，所以遇到这种情况时，她是一个很好的倾诉对象。她劝我说，这确实令人伤心，但护士会照顾好这个病人，而我也曾照顾过她；这些事情都很重要，所有这些付出都是有意义的。她对我说这些话，就像在我5岁的时候，告诉我不要怕黑一样。7岁那年，我被电视上的佛莱迪·摩克瑞（Freddy

Mercury）[1]迷住了，他身披深红色斗篷，统领着一场演出。妈妈告诉我，佛莱迪刚刚死于艾滋病。是的，这很令人难过，但他将作为一位超级巨星、一位杰出的人才而被人们永远铭记。

现在我已经长大了，我仍然需要她告诉我一些美好的事情。在我的职业生涯中，我不希望再为这些事情哭泣。从那以后，类似的让人悲伤的事情还有很多，我怎么能不难过呢？那种悲伤的感觉往往令人难以自抑。

现在，我试着把更多的注意力放在自己力所能及的事情上：我能为一个即将离开人世的病人做些什么。在获得行医资格的第三年，我在内科病房工作。一天早上，我稍微早到了些。我本打算做些准备工作，但却发现一个病人待在角落里。他已经94岁了，个子很高，但瘦骨嶙峋，医院的住院服勾勒出他肋骨的轮廓。我已经照顾了他大约一个星期，显然，他已经快要走到生命的尽头，他抓扯着自己的衣服，好像不知道他为何会穿着这样一套衣服。

我走到床边，坐下来拉着他的手，叫着他的名字，告诉他一切都好，这是我所能想到的全部。那时他很安静，两只皮包骨头的手搂着我的手。医学生们来到病房，热情地问及能否帮我准备些查房的工作。我回答说我不确定什么时候有空，也许他们可以直接开始工作。

在我周围，医护助理们为他们的病人洗衣服，推着药物车的护士正在做早班工作，学生们为观察记录和查房结果做了笔记，

---

[1] 英国摇滚乐队皇后乐队的主唱。——译者注

我记得自己在心里记下了一些事情，提醒自己在陪过老人之后，还需要发出几份出院通知。

我静静地坐在病人旁边，盯着他，他也盯着我。我不知道他是不是真的在看我，还是仅仅看着我这个方向。也许他是在看一个以前认识的人的脸。坐在那里的时候，我在脑海中回想着我所知道的，在这种情况下唯一能安慰自己的话。它们来自雷蒙德·卡佛（Raymond Carver）[1]：

> 即使如此，你得到了你想要的生活吗？
> 我得到了。
> 你想要什么？
> 我想知道，自己是被爱的，觉得自己在这个世上被人所爱。

我像念咒语一样在心里默念这些话，我希望病人知道爱，或者至少在临终的那一刻能够感受到爱。那些话是我为那样的时刻所准备的盾牌。盾牌是给我的，它帮助我相信自己在那些时刻所做的事情是有价值的。

就这样过了 20 分钟，他去世了。我合上他的眼睛，证实了他的死亡，并在纸条上写下了他的死因：1.a. 败血症、1.b. 肺炎、2. 衰老。然后我找到了医学院的学生，开始了我们例行的早间查房：

---

[1] "Late Fragment", from *All of Us* by Raymond Carver published by Harvill Press. Reproduced by permission of The Random House Group Ltd. © 1996.

"你好，史密斯先生（Mr. Smith）。今天早上感觉怎么样？吃早饭了吗？"

我们通知了老人的家属，但他们一直没有出现。

当亲人和朋友为他们所爱的人而感到悲伤时，他们也在为病人的生活，以及病人在亲人生活中的意义而悲伤。当医生因病人的死亡而遭受突如其来的打击时，通常还有另外一些原因。确实，这可能是因为逝者是我们的孩子，我们的朋友，我们的兄弟，但其实更可能的原因在于，生活没有遵循我们所习惯的规则，这些规则可能模糊不清，可能没有清晰的逻辑结构，但这些规则维系着我们摇摇欲坠的世界观。然而，病人的死亡提醒我们，我们真正能掌控的东西凤毛麟角。

有这样一位病人，他从摩托车上摔了下来，重重地摔在路上。事故原因是一只狐狸横穿马路，他为了躲开这只狐狸突然转向。他进入了抢救室，享受到了现代大型创伤治疗中心所能提供的一切治疗。我们尝试了一切方法，但仍然没有将他抢救回来。当我站在他的床边，确认他的死亡时，感觉自己如同遭到了伏击一般。我被数十年重症监护医疗的进步成果包围着，而这个男人却死在了我面前的床上，仅仅因为一只狐狸穿过马路。这看起来很荒谬，很没有意义。我仔细听着，但是没有心音，我只能低声向他说了声抱歉："很抱歉，我们没能救下你。"

从我接受医学训练开始，到目前为止，我在训练中照顾过的大部分病人都是严重创伤的患者。许多病人需要在他们的治疗过程中将气管切开，在脖子前面打一个洞，把一根管子插入气管。重症监护会遇到不同类型的病人，由于这样或那样的原因，他们可能需要一段时间才能脱离呼吸机的帮助。在这种情况下，气管切开使我们能够唤醒病人，而不必保留经病人口腔进入气管的管子。

当我们决定取出插入病人体内的人工气管时，我们称为拔管。这个词的本义是拿走了某样东西，但是拔除人工气管的那一天，完全是另外一回事。对重症监护病房的工作来说，"拔管日"意味着要把一些东西交还给你：往前走，自己呼吸，扩张你的肺，感觉空气以它原本的方式进入你体内；感受你的呼吸流过声带，记起你有一个完全属于自己的声音。这是一种希望的涌动。

做气管切开术是一种不同的感觉。病人安静地平躺着，头部向后伸展。你先在病人的气管上找到一个特殊的软点，它叫作环状软骨肌膜，然后沿着脖子向下移动，在那片膜到胸骨顶部之间找到一个中点。

选好位置后，用套管针穿过气管。你向后拔注射器的活塞，看着气泡被抽出，就知道自己扎对了位置。接下来，取出注射器，将一根导丝穿过套管。这根导丝直接进入肺部，到达左右两根主要的支气管分叉的位置。然后你要把套管拿开，接下来的工作是扩张导丝周围的空间，使其足够让适用于气管切开术的人工气管通过。

气管壁有几层结构，十分坚固，而且气管中充满空气，所以需要很大的压力，才能使钝物穿过皮肤进入气管，好在我们有工具。

我们所用的扩张钳品牌叫"犀牛角"，完全是因为它们与犀牛的防御装备很相似。你拿着这个设备，然后用力压向病人的颈部：先是短而粗的扩张钳，然后是大的扩张钳，再然后是第三个扩张钳和气管切开术所用的人工气管。

通常情况下，这种手术不会失血太多，但如果出现了问题，或是划伤了静脉，血液就会从气管的小孔中涌出，深红色的血液伴随着气管中鼓出的空气，如同形成了一个小喷泉。当我第一次做气管切开术时，觉得这种力量非常野蛮。病人没有感觉，但我感觉到了。

之后的某一天，你会体验到把人工气管拔出来的感觉。

有一位年轻人在高速公路上发生了交通事故，那时她还是大学一年级的新生。现在，她已经从这次严重的创伤中缓慢恢复了很长时间，理疗师告诉我，她觉得今天病人已经做好了拔除插管的准备。病人先是通过语音阀（Speaking Valve）开始说话，我们听到了她的声音。刚开始的时候说话很难，发出的声音刺耳且无力，与其说是说话的声音，不如说是空气的声音。但无论如何，这位病人恢复了自己的声音，她说的第一句话是"谢谢"。她感谢了理疗师，并对所有人都表示了感谢。

然后，我们把插管拔了出来，突然感觉可以谈论未来了。那一刻，你觉得之前的努力成功了。它允许你去感受某种希望，它让你觉得自己真正地满足了病人的期待。坐在椅子上，女孩变得充满希望。朋友们来看她，他们看起来很自在，好像又知道如何与她相处了。我笑着对其他工作人员说："你们看到了吗？我们把这些异物拿掉了，她看上去简直太棒了。"拔管的日子就像这样，简直算得上一种庆祝的活动。

这位女孩一周后去世了。这是一次意外的死亡，与气管切开术或拔管无关。我难以置信地站在那里。在工作中，我其实很少处于怀疑的情绪之中。事情可能令人悲伤，但我只能相信这件事真的发生了。我确认了她的死亡，并写在了笔记本上：

死亡时间已经确定。

一路走好。

然后，我绕着病房走了一圈，最后走进了护士长办公室，告诉她，我需要坐一会儿。其余的初级医生都轮岗到了新的岗位，我几乎不认识新的团队成员。不过护士们还是老熟人，所以我溜进她们的办公室，坐在靠窗的工位上。没有人问我为什么坐在那里，因为她们已经知道了情况。护士长站起来给了我一个拥抱，这是多年来我第一次在工作时哭泣。我在她怀里哭了一分钟，哭得忘乎所以。

我哭是因为病人本应该没事，是因为我的内心在尖叫："不应该是这样的！"我们已经取出了插入的气管，她应该会恢复健康的。

这就是目前我所认为的悲伤来袭的最常见方式：一种意想不到的伏击。我在疾病和重症监护的世界里度过了大部分时间，就在我有足够的勇气相信自己可能已经适应，甚至已经开始感到坦然的时候，这种袭击突如其来。

从很多方面来说，医学都是高风险的活动，哪怕是最简单的任务出了差错，也有可能对人的生命产生不利影响。作为一名医生，你要学会在没有任何实际建议或指导的情况下，来应对这些风险：保持警惕，留心你正在做的事情，而且要保持理性。医生把整个职业生涯都花在了医学上，如果压力水平不断升高，对任何人都没有好处，所以，最终我们都把看起来可能压力很大的工作，作为一种例行的编码程序。然而，日常生活并不总是按计划进行，这就导致了我在实践中体会到的另一种悲伤。我是在听了一位医师的故事之后，才第一次意识到这是一种悲伤。他的经历在房间里回荡，空气中充满了敬意，这种敬意来自他在我们面前所展示的内容。他谈到"与我们同行的阴影和伤痕造就了我们自身"。他指的是临床上出现的错误。错误常常是医生们难以启齿的话题，但我想分享一个自己犯过的错误。

那是我获得行医资格将近 4 年、在内科病房工作的时候，我扫了一眼 X 光胸透，统共不到 10 秒钟，关上看片机，在纸条上写道："胸透没有肺炎的证据。"那天晚上我值班，正在给一位患有多种慢性疾病的男性做检查，他的情况让住院医生非常担心。败血症筛检结果显示，他的尿液中有多种细菌，尽管对症使用了好几天的抗生素，病人仍在发烧，而且炎症指标也在继续上升。[1]住院医生感觉"这不太正常"，但无法确定到底是什么地方出了问题，所以请我前来看一看。

---

[1] "败血症筛检"是在血液、尿液、任何其他可用的体液或成像（如胸透）中撒网寻找感染证据的过程。"发烧"（Pyrexial）用来描述一种不正常的高热状态。"炎症标志物"是指血液中的某种物质，通常是蛋白质，当体内出现包括感染在内的任何炎症时，这些物质的含量就会升高。

　　我不会再讲更多的临床细节，因为那会花费很长的时间才能够说明白我犯了一个错误，然后得出同样的结论。更不用说其他那些看过 X 光胸透的人，以及这个事件上的各种问题。即使他们现在读到这个故事，可能仍会有医生对于我的判断给出自己的结论。医生们一直都很善于评判彼此，但现在必须承认这些情况已经出现，这个错误的临床细节可以在适当的时间和场合再进行讨论。

　　我想要说的是，3 天后，这个病人的情况变得非常不稳定，并出现了休克。我们在他的肠道上发现了一个穿孔。当我坐在电脑前调阅 X 光胸透的结果时，我的心狂跳不止。我盯着电脑屏幕，等待着，知道我将要面对我不想看到的东西。横膈膜下有空气，这是典型的腹腔有穿孔的表征，这张 X 光片恶狠狠地面对着我，很明显，现在我发现了这个问题，其他人也发现了这个问题，那么问题是，怎么会有人注意不到这种情况？

　　但我确实没注意到。老生常谈：我的一时疏忽导致了疏漏。当你出于一个特定的原因查看一张图片时，你经常会碰上这种情况。我给你看一张照片，让你数一数天上有多少只鸟，你照做了，却没有发现山上的房子着火了。如果我让你把照片里的一切都告诉我，你就会看到房子，并说房子着火了。

　　当然，我对顾问医师讲了实话：3 天前我看了这个 X 光胸透，但是没有注意到这个问题。他认真地看着我说："这不是你的错误（fault），你看着它却错过了。你并不是故意的，这是个失误（mistake）。"

　　总的来说，在医学上取得进步有点像成长的过程。人们越来越意识到你的重要性，如果你足够幸运，你所做的事情对更多人来说意义重大，而不仅仅是对你个人而言。你的职位越高，承担的责任就越多。关于责任的问题在于，如果你认真地对待它，即使有人告诉你这不全是你的错，也无法帮助你坦然面对自己的错误。你很难拿到一张"无罪释放"的卡片，也很难让自己在睡前平静地重温那些故事。

　　我独自背负着这个错误：它沉重地压在我的心头，紧紧地扼住我的喉咙。我几乎不知道该拿它怎么办。有些日子我真的试着不去想它，但即使这样，它也一直在那里，不声不响，隐隐出现，以致我害怕去想任何事情。几天后，我又去拜访了那位顾问医师。我记得他从桌子上抬起头看着我，我对他说："我总是想那件事，控制不住自己。"

　　他当然知道那件事指的是什么。我坐下来，他告诉我必须勇敢面对，并负起责任，诚实地看待和检视自己的错误；但这和惩罚自己是不一样的。他还告诉我，随着行医资历的增加，风险会不断增大，然后他跟我讲了他自己犯过的错误，我不再感到那么孤独了。

　　我认为，在临床实践的经验中，反思自己犯下的错误仍然是件非常让人悲伤的事，而且最接近真正的悲伤。说到错误，人们喜欢说"覆水难收，得过且过"，但我并不这么认为，我敢说，这些人从未犯过影响一生的错误。一定会有一些令人悲伤的时刻，就像一定会有让自己重新振作起来、从头再来的时刻一样。我不能说这很容易，但我可以说，我会给自己一个空间，直面我所犯的错误，接受它，不是沉沦，而是感到更加坚强。说到头来，我觉得这至少可以让我对那位病人有个交代。

那位病人去世了。就像其他几位高年资同事说的那样，不管怎样，以病人当时的情况来看，结局都不容乐观；说实话，我相信他们是对的。不过，也许我可以再让他多活一天。也许，我们本有时间告知他这一结果，让他对这一切有所准备。也许，他还有什么话想对身边的人说。最重要的是，也许他的家人能够对至亲的死亡有所预期，更平静地面对死亡。

现实是，我永远无法验证这些想象了。悲伤的事发生时，我们只能接受它，不论如何，我们都无法回到过去。

快乐（Joy）

我不怀念童年，但我怀念从小事中获得快乐的方式，即使生活已经支离破碎。我无法控制自己所处的世界，无法离开那些伤害我的人和事，但能从那些让我开心的事情中获得快乐。

——尼尔·盖曼（Neil Gaiman）
《小路尽头的海洋》[1]

---

[1]　*The Ocean at the End of the Lane* by Neil Gaiman, Headline, 2013. Copyright © Neil Gaiman 2013.

人们总是问我，是否喜欢自己的工作。我总是以同样的方式回答他们：尽管我并非每时每刻都能热爱工作，但我每天至少爱我的工作一次，这让我觉得自己很幸运。我独自走在楼梯上、去看转诊病人的时候，常常会迎来这样的时刻。它不是来源于某一个特定的病人或某一天的成就，而是来自一种意识、一种感觉，知道自己做着正确的事，这种感觉已经成为我的好朋友。这是一种偶遇，如同夏日中的一缕清风，让你注意到刚割下的青草的味道。

在重症监护医学中，快乐并不总是以你想象的方式出现，但它确实存在。我确信这一点。我的工作常常让我很早起床，我可以很容易地占据一个有利位置，体会自己工作的巨大价值。然而，最终得以兑现的幸福感很少来自意外的好运时刻，这可不像在圣诞节的早晨跑下楼梯去找你想要的东西，也与赢得一个奖项、达成一笔交易，或获得一份大合同不同，更绝非一场盛大的庆祝活动。因此，在简单的生活中找到快乐，对我来说非常重要。最终，我从自己的工作中所收获的快乐主要来自病人病情的起伏变化，我认识到，虽然他们与疾病的斗争过程很有可能持续到从重症监护病房转出之后的很长一段时间，但最后很可能收获好的结果。这当然会让我感到高兴。

我常常认为，在工作中感受到的快乐实际上可能只是种纯粹的安慰。在重症监护中，我们表现出了太多的恐惧，经常在这种不确定性之中工作，哪怕病人只恢复了一点点，也足以让人感到振奋。

一天晚上，我站在熟悉的病床前。一个月前，我曾看到这个病床上的病人有点扭曲地躺着，相对于床的长度来说，他有点太高了，他的嘴巴张着，舌头因为身体所受的痛苦而发白。有些东西是死亡的同义词，那些张着嘴躺着的人，好像他们已经无法控制自己的身体了，僵在那里，毫无意识，心智已经和房间里的肉体完全分开了，肉体的形象已不再重要。医生们轻描淡写地将这种张着嘴的表情称为"O形迹象"（O Sign），这其实意味着病人可能已经濒临死亡。我注视着这个人的眼睛，他的眼睛睁得很大，看上去饱经折磨，眼神空洞而呆滞，仿佛能将房间里的一切尽收眼底，但其实什么也看不见。他的皮肤又湿又冷。那是一种怪异的、冒着冷汗的寒冷，那种温度就像是已经从里到外凉透了。我碰到的是一位即将告别尘世的人。有人以这种状态躺了好几天，那种画面着实有些可怕。这很重要，因为我想让你明白，为什么有些时候，能对有些人说句晚安（即使你只知道他们姓什么，因为这一信息印在你手里拿的记录上），就能够成为我快乐的来源。

一个月之后，我站在他的床头，他用微笑的眼睛迎接我，眼角挤出了皱纹。这些纹路不仅证明了他以前曾经多么幸福，而且也证明了他现在可能同样感到幸福。我拿起了电视遥控器，因为它放在了病人正好够不到的地方。离开时，我说了声晚安。在我的脑海里，他的表情表明他知道我在想什么。他能听到我在想：谢谢你变好了，谢谢你坐在床上对我微笑。当我把遥控器递给他的瞬间，我的手指碰到了他的手，感觉很温暖。

　　这是我独有的体验，并非我和同事们经常彼此分享的那种快乐。我可能会说："保罗（Paul）又开始大量排尿了，这太好了。他的肾脏肯定在恢复中。"我觉得自己从来不会大声说："我今天看到保罗了，感到很开心，和上个月相比，他的变化实在是太大了。"

　　分享这种感觉并不是一种已经被人广泛接受的事情。一些人了解医生所面对的病人的境况，却仍然不赞同分享这些感受，我不清楚其中的原委。我所在的团队可能是决定我工作快乐程度的最重要因素。在紧急情况下，同事情谊至关重要，它是构建成功团队的保障。我遇到的顾问医师说，为了确保自己开心，你能做的最有益的事情就是明智地选择同事，并欣赏他们。毕竟，在这份工作中，我们与同事分享的是那些通常只会分享给亲密朋友和家人的情感。所以，虽然我并不太可能与同事坐下来讨论，在病人的微笑中找到的那种快乐，但我们确实在其他方面相互支持。我还记得，在经历了一场特别复杂且充满感情压力的家庭谈话后，我关上了办公室的门，去找另一位主治医师，他正端着咖啡和蛋糕等着我。他说，你需要这些，然后收走了我的实时呼叫系统，这样我就有时间舒缓压力了。感谢我的同事们，我不必为工作中经历的心理创伤或痛苦而牵肠挂肚，也不必将同事间的友爱与善良铭记于心，把这些事情放下，对我大有裨益。

　　人们可能会认为，在某种程度上，我也与大多数病人建立了一种关系，并最终从这种互动产生的反馈中受益。除了偶尔的例外，我确实不知道是否可以把重症监护中医生和病人之间发生的事情，称为一种真正意义上的关系。当我们彼此完全不认识时，很难向别人解释，病人和他们的经历在我生活中的重要性。有时病人会回到重症监护病房，看看曾经待过的地方。我从工作中抬起头来，看到以前的病人出乎意料地站在面前，这确实是一种令人愉悦的感觉，他们已经恢复了健康，有时我几乎认不出他们了。这是一种让你感到温暖的喜悦，这种温暖发自你的肺腑，汇成你的微笑。当然，对我来说，很多时候我需要在那天向病人做个自我介绍。我跟他们打招呼，即使他们完全不知道我是谁，但看到他们站在那里，依然是我在一整天里见过的最美好的事情。我碰到的很多病人，可能根本不会知道我站在他们身边的紧急时刻，不会知道我就他们的病情所进行的分析，或是我花在抢救上的时间。

　　我还记得在重症监护室里，一个年轻女子在床上尖叫的可怕情景。她太虚弱了，甚至无法吞下自己的唾液，她像女妖一样号啕大哭，情绪极为痛苦沮丧。她完全有权利生气，有权利尖叫，有权利喊叫。我常常想知道，为什么更多的病人不这样做。这个女人有充分的权利来谴责那个让她遭受如此痛苦的宇宙，同时也喊出她对重返健康状态的希望。第一天晚上，她的尖叫声传遍了整个病区。这种叫声充斥着我的脑海，我很害怕，并不是因为我和她有同样的感受，虽然我对她怀有深深的同情，但显然我只能想象那种沮丧。我的害怕来自一种感觉，仿佛我是个狱卒，串通一气策划了她所遭受的折磨。我希望她别再叫了，因为我知道，即使她再继续叫，我也无法赶走她的痛苦，另外也是因为我只是单纯地不想听到这种叫声。最后，一名护士让她平静下来了，护士从口袋里掏出一管护手霜，慢慢地擦在病人的两只手上。

几个月后，我在去急救室的路上急匆匆地穿过候诊室，那位护士问我："你不去看看她吗？"我停下来，回头看了看一位年轻的女士，她面带微笑，手里还牵着一个蹒跚学步的孩子。他们站在那里，一个母亲和她的孩子，我花了几秒钟才认出了这位我照顾了那么久的女人。她可能并不会把我想作她人生旅途中重要的一部分，这对我来说无关紧要。我给予她的大部分照顾都是在她没什么意识的时候完成的，但这并没有减少我所收获的快乐。

病人可能根本不会分享我和他们偶遇的故事，我把大量的时间花在了与人打交道上，并且创造了如此多的记忆，这些记忆可能不会存在于另一个人的意识中，它们常常只存在于我的脑海，只与我自己的现实生活相关，我从不确定它们会变成什么，或是意味着什么。我向那位女病人做了自我介绍，告诉她，她看上去很好。然后，我把那天早上意外出现在我面前的快乐收集起米，带着它度过了一整天。我现在有了另一段记忆来抚慰那段她尖叫的记忆，我感到高兴而释然。

艾米莉·狄金森（Emily Dickinson）在她的《我追问钟声敲响的原因》[1]中写道："敲响的钟声应该是欢快的，它昭告天下，一个灵魂已经升入了天堂。"我看到了太多的死亡，以致无法坦然地

---

[1]　"Of Tolling Bell I Ask the Cause", by Emily Dickinson, from *The Poems of Emily Dickinson*, edited by Ralph W. Franklin, Harvard University Press, 2005.

相信那些陈词滥调，或一概而论的话语。我知道它们有自己的功能，人类需要在事物中找到更高级的意义，但总的来说，我不确定自己是否对任何宗教信仰抱有那种信念。但是，不管你是否相信天堂，死亡和活着一样，都是与生命息息相关的。死亡是生命中的一件大事，不能等到最后一刻一笔勾销，或是一盖了之。简单地说，如果你想活下去，就必须接受死亡。

对有些人来说，死亡来得突然、残酷、毫无道理。对另一些人来说，死亡来得很缓慢，我们可能会说这是自然而然的死亡。而对于更多的人来说，他们的状态处于两者之间。无论情况如何，死亡都是我工作的一个重要部分。我认为，如果我真正理解了自己的工作，就应该像对待幸存者一样，积极地对待那些即将死去的人，并从这种执着的工作中寻找可能出现的快乐。我不认为自己必须对某种更高的存在抱有不可动摇的信念，才能在死亡中找到快乐。

在照顾垂死病人的过程中寻找快乐，意味着直面死亡。你不能只把头露出来，身子躲在垫子后面。你不可能做一名逃避者，因为死亡不会等待，也不在乎你是否错过了享受当下的机会。

黛安娜（Diana）是一位80多岁的老妇人，在重症病房待了不到一个星期。她有冠状动脉心脏病病史，来医院时心脏又有一些缺血性损伤[1]，这导致她出现了晚期心力衰竭，对她来说，保证

---

[1]　为了保障心肌有效工作，冠状动脉负责提供心肌所需的含氧血液。在冠心病中，冠状动脉的部分血管会被由胆固醇堆积形成的动脉粥样硬化或脂肪物质的沉积堵塞，心脏肌肉的血液供应也会受到影响。由于血液供应不足而导致的损伤，称为缺血性损伤。

短期生存的唯一可行办法是无创通气，并进行一些有针对性的治疗。我前两次上夜班都为黛安娜提供了照护，不幸的是，她的境况并没有多少改善。现在已经是第三个晚上了，她敏锐地意识到，自己的病情正在恶化。

黛安娜躺在床上，戴着无创通气面罩，流着汗，她不时地表现出焦虑。面罩显得如此傲慢，在那种面罩之下，往往很难看到一些能够给你反馈的面部表情。那个夜班我一直在忙着转诊。黛安娜的护士意识到了死亡的逼近，每次我走过她面前，她都会给我看血气测量的结果，我对她的回答大概是："我们已经竭尽所能了。如果她的身体确实开始衰竭，我们会做出决定。"

夜晚慢慢过去了。一位病人转诊过来，另一位要紧急抢救，还要随时关注黛安娜离悬崖边缘还有多远。早上 5 点的时候，护士在黛安娜的心脏监护仪上看到一连串的非持续性心律失常的信号。她给我看了另一份血气测量报告，并看了我一眼，提醒我不要逃避不可避免的事情。

我给顾问医师打了电话，他同意我的想法，为了让黛安娜的境况有所好转，我们已经竭尽所能了，现在应该把家属叫来。我让护士给他们打电话，而我去照看另一位转诊病人。当我回来的时候，家人都已经守在床边，但我还是低着头走了过去，因为我还要再去看一个病人。我和护士对视了一下，抱歉地指着我的实时呼叫系统说："对不起，给我 5 分钟。"她转了转眼睛，目光尖锐。

我边走边想，该如何向黛安娜介绍可供她选择的方案。把死亡作为一个话题并不会让我感到不舒服，但它的某些方面确实令人畏惧。与家人谈论他们的至亲即将离世是家常便饭，甚至与病人谈论他们对临终关怀的想法也是如此，这些问题可能会在未来几周或几个月内出现，我很少为此感到不安。但就在当下，就在这1小时之内，要坐下来和病人谈论他们的死亡，多少还是有些奇怪。黛安娜的选择其实很少：

选择一：无创通气的方法已经失败，她要接受这一事实。但可以在接下来的几个小时内继续使用这一方法，就这一选择来说，她需要知道，自己去世时，面罩很可能仍然绑在脸上。

选择二：摘下面罩。她需要知道，如果这样做，她可能会很快死去，可能就在几分钟之内。

我在想，能不能找个理由推迟3个小时，不去面对这场谈话，直到换班。但我的任务清单上已经没什么工作了，没有什么比处理黛安娜的情况更为紧迫的事了。我见了她的家人，并解释说目前的治疗策略并不奏效，我将和黛安娜沟通一下可选择的方案。我知道，这是我该做的事，但我不知道，到底怎么做才算对。如何告诉一个人她很快就要死了？

在全家人的注视下，我坐下来和黛安娜说话，黛安娜希望他们留下来。总的来说，当涉及如此敏感和重要的谈话时，无创通气面罩是一个障碍。然而，正如我当时意识到的，面罩的一个正面影响在于，你真的需要离病人非常近，这样你们才能在机器的噪声之下、越过无创通气面罩这一塑料屏障，听到彼此的声音。因此，我紧挨着黛安娜坐下，半坐在床上。我刚一开口说话，屋子里的家属、设备就仿佛都消失了，只剩下我和黛安娜，以及我们的谈话。

黛安娜决定摘下面罩，她问我，是否要先把她送到别的地方去。我告诉她不会，她会和我们待在一起。她还问我，这种选择会不会很痛，我告诉她，我们不会让她感到任何不适，这个过程会很快，丈夫和孩子就在她身边。和黛安娜谈话后，我转过身去看着家人和护士，他们都在哭。我真的忘了他们还在那里。

摘掉面罩之前，全家人和黛安娜在一起坐了几分钟。当护士伸手去拿面罩的带子时，我突然有一种不舒服的感觉，觉得自己对黛安娜的死负有责任。从理性的视角来看，我知道黛安娜的死亡顺其自然，与我的选择无关。但一想到这是一次永远不可逆转的选择，这几分钟内发生的事情将永远伴随她的家人，我就感到了一种压力。作为医生，有时我感到沮丧，好像人们忘记了死亡不是我的发明，也不是我的木偶或玩具。但有那么一秒钟，我真的在想：我是不是真的在做什么坏事？

护士摘下了面罩，黛安娜的脸上露出几分亮色。她舒心地笑了笑，说了句对我来说永远都很特别的话："啊，总算松了一口气。"

在我听来，如释重负的声音从未如此真切。

她要了一杯饮料，我在塑料杯里倒满了水，递给她丈夫，让他把吸管放进爱人嘴里。然后，我便离开了。

不到 5 分钟，黛安娜与世长辞。

"啊，总算松了口气。"黛安娜说那些话并不是为了我，但我却因此非常感激她。在那一刻，这句话给了我几分快乐。我知道我们给了她一个机会，让她在生命的最后时刻体验了痛苦和悲伤以外的东西，这让我感到快乐和荣幸。

白班团队来交接工作了。当我们谈到黛安娜时，没有人对她的死亡感到惊讶。临走前，我感谢护士帮我做了正确的事。我开车回家，当我睡眼惺忪地在红灯前停下来时，我也感谢了黛安娜。

你可能会觉得，这些例子里有一些很悲伤的事件，它们原本只应该与痛苦或悲伤的记忆放在一起，而我却将之与快乐联系起来。但如果把快乐的门槛，设为等待那些没有任何痛苦或创伤的事件，那我可能要等很长时间。重症监护涉及很多事情，但它并不意味着战胜死亡，也与奇迹无关。

我在工作中会遇到一些病情极为严重的病人，我不相信他们对自身的境况一无所知。我不认为他们会盯着重症监护病房的方砖天花板，梦想着成为宇航员或探险家，也不认为他们会牵着妻子的手，想着"希望我们能中彩票，变得富有"。也许我错了，但我认为，在很大程度上，他们只是希望能再次拥有生活。他们希望拥有日常生活中我们觉得理所当然的那些东西：自己呼吸的能力、起床的能力、坐在马桶上的能力、躺在浴缸里的能力，能够吞下食物，选择想要的早餐，能够走进这个世界，欣赏它所有的美丽，或是抱怨坏天气——仅仅是完成这些选择的能力。

我曾有幸照顾过几位经历了器官移植手术的病人。在一个新年前夜，我和一位刚做了心肺移植手术的女性聊天。她是我的病人中唯一一个新年钟声响起时还没有睡着的人。我在塑料杯里倒了些橙汁，拿给她，我们碰杯时，我问她拥有新的肺是什么感觉。

我觉得她并没有想过这个问题，但停顿了一两秒钟后，她告诉我，她已经忘记了深呼吸的感觉。我问她，离开医院后最想去哪里。我仍然感到惊讶的是，虽然我经常问这个问题，但从来没有一个病人说出过什么远大的抱负或愿望。

"我不知道。好长时间了，我只能过一天算一天。"

"也许答案就在你想去的任何地方。"我说。

被我的想法提示后，她又补充说，她可能想去海滩。"即使很冷，但是能待在外面就很好。"

在医学上，你所看到的世界很少涉及魔法或奇迹，它甚至很少涉及公正。作为一个有 7 年行医经验的医生，我可能会比一般公众更为玩世不恭，我尽量避免带入自己的感性认知，这是一种必要的生存机制。尽管有意识地努力保持头脑清醒，但我还是尝试从一些故事中提取具有魔力的因素。我坚守着它们，因为我同时也无怨无悔地相信，玩世不恭不是度过一天的唯一方式。

那是一天的下午 6 点，是我长达 5 天的大白班的最后一段时间。那天，在重症监护室值班的顾问医师总让我觉得有些奇怪，让我觉得有点不舒服。在整个轮班过程中，我一直情绪低落。在他看来，我做的每一件事似乎都不太对，随之而来的是一阵阵挫败感，我开始怀疑，自己能否算是这一专业中一名合格的医生。

内科主治医师打电话来，问我是否愿意去抢救室看一下一位年过古稀的败血症病人。在他这个年龄，乔治（George）算得上一位很活跃的人，他以志愿者的身份全职工作，女儿带着他来到医院，他的女儿平时在当地社区的唱诗班唱歌。在常规的临床检查和病史回顾之后，我开始向他们解释败血症的情况。我一开始表示，他们可能已经在新闻或竞选活动中听到过这个词，但他们说自己并未听过。我继续解释说，在败血症中，不仅仅是已经感染的器官会受到影响，更重要的是整个机体都会做出反应。你的血压会降得很低，尽管输液可能在最初阶段会有所帮助，但持续给败血症患者静脉输液并不可取，那样会产生很多问题。

这时，乔治的女儿严厉而温情地看着父亲说："那么，你明天就不要去参加那个会议了——我不想再听你提起这件事了。对吗，医生？"这些年来，我逐渐意识到，当人们希望得到我的认同时，他们更喜欢称我为"医生"。

我认同了这一说法，并解释说，我想让乔治来重症监护中心做一个中心静脉导管[1]，并做一些支撑血压的治疗，他在过去的几个小时里都没有排过尿，我担心他现在的血压可能很低。

不出所料，乔治似乎对于治疗不太热心，但他的女儿插话了，提醒父亲说，她的合唱团几周后要举行音乐会，并试图让父亲恢复精神。"来吧，爸爸！"她说，"我要在下次音乐会上唱《战斗之歌》！你说过你会来的，所以你现在需要保持更好的身体状态。"

我不得不承认，《战斗之歌》实际上是我的闹钟铃声，它会在早上叫醒我。这是一首由歌手瑞秋·普拉滕（Rachel Platten）和

---

[1]　中心静脉导管是将药物或液体输送到较大静脉中的一种方式。与外周插管不同，外周插管可能会伸入你的手，而中心导管更长，包含多个管腔或管线，它会进入靠近颈部的颈内静脉或者锁骨下静脉，或者进入股静脉到达腹股沟。

曲作者戴夫·巴塞特（Dave Bassett）共同完成的歌曲，歌中唱道："这是我的战斗之歌……我并不在乎别人是否相信，我还有很多事情要去奋斗。"[1]

我把这件有点令人尴尬的事告诉了乔治和他女儿，我还没反应过来，我们就在抢救室的小隔间里齐声合唱了《战斗之歌》。血压袖带再次充气，乔治的收缩压从 70 毫米汞柱上升到 90 毫米汞柱。我不自主地笑了笑，觉得有趣，也许这首歌曲奇怪的副歌部分有益于败血症的治疗。

我离开急救室去给乔治安排床位，回来的路上，我想知道那位看不上我的顾问医师会如何看待我的即兴演唱，以及对低血压的非传统治疗。我得出的结论是，我根本不在乎。我想，那是属于我的战斗之歌。

在工作中我不会经常唱歌，但之前确实唱过一次，我在穿过候诊室时不自觉地唱着《白雪公主和七个小矮人》中的《嗨吼》（Heigh-Ho）歌曲；我也永远不会忘记，这个夏天，一位病人一直在唱着的"我们祝你圣诞快乐"，八月的大部分时间里，这曲调都在我的脑海中挥之不去。

"救命！救命！救命！救命！给我们拿些无花果布丁来，就是现在！"罗丝（Rose）躺在她的床上，半是吼半是唱，一遍又一遍，一天又一天，周而复始。一开始，我还会急匆匆地跑进房间，试图找出她所面临的危险；现在我已经习惯了。她的声音在我的脑

---

[1] "Fight Song", co-written by Rachel Platten and Dave Bassett, Columbia Records.

海里飘荡，如同每天听到的背景音乐。

罗丝来到老年病房时，腿上出现了感染性的溃疡。这种感染的治疗并没有花很长时间，但后来她的精神出了问题，她本打算在我们的病房做短暂停留，结果升级成了长达几个月的常住。那时我还是一名新医生，刚进病房，还在做我的第一份工作。

除了急性感染，没有人知道罗丝到底出了什么问题，也许是老年痴呆症，也许是严重的抑郁症，她还有行为问题，有些攻击性。我们一次又一次地诊断，但她还是离原本中产阶级的退休生活渐行渐远。罗丝曾是一名会计师，现在，她的丈夫几乎认不出她了；事实上，我们也几乎不知道是什么地方出了问题。

我们在多学科会诊时讨论了罗丝的问题，他们认为应该找专门接收有精神问题老人的养老院。然而，合适的地方少之又少，所以罗丝只能继续等待。一个多月过去了，有时她还会大喊大叫，有时她只是躺在那里，完全无视我的问题。有时候，她会表现得仿佛完全没有生命，装死，一直等我胆怯地趴到她的头旁，问她怎么样时，才发出一声时机恰到好处的、惊天动地的吼声，吓我一大跳。她还是不回答问题，我们之间的每一次交流都无果而终。

在我们一起相处了大约8周之后，一天下午，大概5点，我正要离开她的房间。"明天见，罗丝。"我离开时例行公事地说道。但我随即停住了脚步，我听到了我的名字，（她知道我的名字吗？）还有一句"我很孤独"。我几乎不敢相信自己的耳朵，冲到她的床边："对不起，你想和我说说话吗？"

她不想。

"我们可以看书，或者看报？"

她问我要填字游戏。

8个星期以来，我们竭尽全力照顾罗丝，给她洗澡、穿衣，喂她吃饭。我们给她开了抗生素和治疗精神疾病的药物。我们把套管插入她的静脉，收集血液和尿液进行化验。我们征求了精神病学、神经学和老年病学专家的意见。我们很想帮助她，但我们所有的尝试都行不通。罗丝从来没有直接向我们要过一件东西，但现在她向我要了一个填字游戏，为了带给她这个填字游戏，我简直就像闯过了千难万险。

我冲出了房间，就像在寻找心脏骤停抢救的手推床一样。"我需要填字游戏！"我冲进活动室，翻着一箱杂志，大声喊道。

护士们聚在一起，怀着敬畏的心情透过小侧室的窗户往里看。这个场景就像奥利佛·萨克斯（Oliver Sacks）的《睡人》（*Awakenings*）——在照顾老人的过程中，发生这种事情简直如同碰到奇迹一般。我坐在她床边的椅子上，发现罗丝知道填字游戏里的每一个答案，我只是把她说的填上去。我们在那个房间里共处了将近2个小时，我们谈论了这几个月中发生的故事，仿佛我们之间从来没有发生过什么奇怪的事情。

第二天早上，我满怀期待地打开了她的房门："早上好，罗丝。"

但是我没有得到回答，罗丝一动也不动，甚至看都不看我一眼，我们之间再也没有发生什么互动。几周后，她离开我们去了养老院，不知道由谁管护起来了。

　　我有时会觉得，这可能是我对医学最兴奋、最快乐，但同时也是最悲伤的记忆了。没有任何一个词可以恰如其分地形容这种感觉，也许算是苦乐参半吧。每当我坐下来，思考填字游戏那天发生的事情，仍然觉得有点魔幻，我觉得完全可以放飞自己的想象，相信这就是某种魔力。

　　现在，你应该已经知道了，我经常会说"告知坏消息"（breaking bad news），但是却并没有一个正式的说法来表达"告知好消息"（breaking good news）。说实话，我很少发布什么好消息，也不需要特别地学习，因为只要你说的是实话，告知好消息并不困难。当消息确实是好事时，它自然遵循着好消息的框架，并不需要再多说什么。重症监护室里并非没有好事发生，只是好事发生得很慢：每天进步一点点，因此这种恢复从来不会成为什么重要的人消息。叶芝（W.B.Yeats）梦想着去"茵尼斯弗利岛"（The Lake Isle of Innisfree）[1] 时，说"安宁缓缓而来"。大多数情况下，重症监护病房中，好消息来得很慢，这是最真实的关于好消息的情况。好消息是非常微小的胜利的集合。

　　在一年一度的小学圣诞话剧中，我最小的妹妹被选中扮演天使加百利（Angel Gabriel）。她得意扬扬地站在舞台上宣布："不要害怕！我给你带来了好消息！"在我 5 岁的时候，我得到的是一个低调得多、不会说话的角色。然而最近，我有幸成为另一种意

---

[1]　"The Lake Isle of Innisfree", in *The Rose* (1893) by W. B. Yeats, from *Collected Poems*, Vintage, 1992.

义上的天使加百利，这件事也发生在圣诞节。我明白，把一件事情置入圣诞节的背景，有点像是一种甜言蜜语般的粉饰，可能会让故事变得不那么可信，但这确实是真的，我倾向于把它看作宇宙对我的一种告诫，告诉我要克制自己不断膨胀的冷漠和玩世不恭。

我并不是在刻意找寻什么圣诞奇迹。经验告诉我，不管我们共同生活的这个星球上有什么规律，它们都不会在意今天是不是节假日。平安夜那一天的下午2点，一位60岁出头的老太太被送进了急救部门，她在购物中心犯了心脏病。就心跳停止的情况而言，这算不上是最严重的情况，在熙熙攘攘的购物人群中，一位护士和一台除颤仪帮了大忙，更重要的是，她还保持着可电击复律心律（shockable rhythm）。我们在急救室进行抢救，她的心脏一直在正常跳动，所以我们所能做的，就是按照常规的程序来稳定她的病情，并进行心脏骤停之后的必要检查。

她的家人来了：儿子、儿媳和10岁的孙子。当我们还在抢救室的时候，另一位心脏骤停的病人来到了医院。我帮助团队处理新来的病人，就在老妇人旁边，隔着一层薄薄的帘子。那位病人是一名刚满40岁的瘦弱男性。他留着棕色的长发，络腮胡子，双颊凹陷，太阳穴突出。与他那瘦削的脸相比，他的眼睛显得很大，肋骨的轮廓从赤裸的躯干中显露出来。脑洞稍大的人可能会不假思索地告诉你，这个人看起来很像刚从十字架上被救下来的耶稣。他来到医院后不久，就去世了。

我回到老妇人的床边时，她的儿子问："那个人没有成功，是吗？"

我猝不及防，不知道该说什么。谢天谢地，他的妻子插话道："亲爱的，医生不能告诉你这个。"他们知道那个病人已经去世了，但是他们不知道，那位病人比他们的妈妈整整年轻了 20 岁。

当我们还在急诊室的时候，当天值班的重症监护顾问医师让我试着叫醒这位老人，把她的管子拔出来，她的儿子问，家人能不能留下。我提醒他们，病人不会像我们在电视上看到的那样，干净利落地醒来，病人可能会很激动，可能会咬住管子，或者因为管子而咳嗽，一开始可能并不会认出他们。他们坚持想留下来，这是在充分知情后做出的选择，我很高兴他们在那里，接着便开始唤醒病人。

当病人看起来已经有足够的意识时，我把管子拔了出来，她家人的脸在抽搐。当我把她嘴里的污物吸出来时，他们转过身去，不忍心直视。病人非常躁动。我等着这种应激的状态过去，但是却没有等来。她个子很高，在手推床上扭来扭去，像一头困惑而愤怒的熊。她用手抓着身上的线，多次想从床上跳起来。我们把她转移到重症监护病房，但治疗方案中的措施都没能让她的情绪稳定下来。所以，当天晚上，在我下班之前，我们决定再次给她滴注镇静剂，重新为她插管。她的家人垂头丧气地离开了，孙子泪流满面。我记得那是平安夜。

第二天早上，我让护士停止注射镇静剂，并开玩笑说，我把圣诞节所有的快乐都寄托在一件事上，那就是这次我们能够妥当地唤醒这位病人。那天上午 10 点半，我走过床边时，病人正坐在床上，和护士聊天。

家人们半小时后才到。"她怎么样？"她的儿子拉着妻子的手问，孙子在后面跟着。

"哦，上次我见到她的时候，她正在喝茶。"我说道。

"你在开玩笑吗？"小孙子大叫道。

"不，我没有，我们不会拿这种事开玩笑。"我向他们保证说。

我注视着他们的脸，这个好消息的真实性渐渐被他们接受了。然后，我看着他们跑向重症监护病房。这个圣诞节的早晨，他们的母亲或是祖母正端坐在病床上。

我得明确一点，这个病人的幸存算不上是一个奇迹。这是一个可电击复律心律和早期除颤的病例，病人的身体也相当健康，没有其他方面的问题。她的恢复其实是一个可预期的理想结果，并确切地证明了及时的心肺复苏和便携式心脏除颤仪所能达到的效果。

但这并不是我所谓的奇迹的意义所在。这段记忆的意义在于，当我看到病人的家属奔向病人时，我离自己的家人还很远。我不能回家，不能在任何亲人身边度过圣诞节，那天晚上，我还会回到自己的空房子里。然而，我站在医院中，在那天的工作里收获了比我所预期的更多的快乐。那一刻，他们的喜悦激励着我，感觉就像收到了一份美妙的礼物，我应该把这种喜悦的心情带回家。人们有理由认为，这真的可以被称为某种圣诞奇迹。

至于我的想法？我想，我早就感受到了这一点。

分心（Distraction）

因为分心，而从分心中分心。

——T.S.艾略特（T.S.Eliot）
《四个四重奏》[1]

---

[1] "Burnt Norton", III, *Four Quartets*, by T. S. Eliot, Faber & Faber, 2001. Copyright © 1943 by T. S. Eliot. Reprinted with the permission of Faber & Faber.

摸脉搏 / 心搏停止。

注射肾上腺素 / 胸部按压 / 摸脉搏 / 心搏停止。

注射肾上腺素 / 胸部按压 / 摸脉搏 / 心搏停止。

注射肾上腺素 / 胸部按压……

一位年轻人自缢了，心搏停止，被送往急诊室。几小时前，他的家人见到他最后一面，而现在，他在我面前，躺在心肺复苏的手推床上，两眼充血，绳索的勒痕深嵌在脖子一侧，心脏停搏的抢救团队在他周围匆忙地工作。这是个结实的小伙子，他的胸膛应该能够承受胸部按压的重量和压力。

有那么一刻，那看似强壮而健硕的身体让我注意到，他的外表和他所表现出的绝望之间存在的那种强烈反差。而后我想到，正是这种刻板印象让太多男性无法寻求帮助，我真希望自己从没有过这种以貌取人的想法。我看着他，史蒂维·史密斯（Stevie Smith）的话[1]在脑海中一闪而过：

没有人听到那个将死之人的话，

他躺着，但仍然在呻吟：

我离你很远，比你想象的要远得多，

我不是在挥手，而是在沉没。

[1] "Not Waving but Drowning" by Stevie Smith from *Collected Poems and Drawings of Stevie Smith*, Faber & Faber, 2015. Copyright © 1957 by Stevie Smith. Reprinted with the permission of Faber & Faber.

回过神来，心肺复苏还在继续：

摸脉搏／心搏停止。

注射肾上腺素／胸部按压／摸脉搏／心搏停止。

注射肾上腺素／胸部按压／摸脉搏／心搏停止。

注射肾上腺素／胸部按压。

在电影或电视里，心搏停止的表现就是那一条"平直的线"。事实上，心脏监护仪上的线绝不会是完全平直的，而有着轻微的波动起伏，但同样意味着患者的心脏做不了任何有用的事。就像在电视里，心脏监护仪最后发出的那一段长声：滴……此时，在这所现实中的医院里，抢救团队的负责人说，如果下一次心肺复苏还没有效果，我们就停止抢救。他环视了一下在场的人，问有没有什么异议。我们都没有反对。

但是这一次，病人的心室有了颤动。病人心室的肌肉纤维开始不协调地颤抖，但仍然没有实际的血液循环，不过，现在出现了一些生物电传导，我们抓住了这个机会：

电击／胸部按压／摸脉搏／心室颤动。

电击／胸部按压／摸脉搏／心室颤动。

电击／注射肾上腺素／胸部按压／摸脉搏。

有脉搏。

你确定吗？

哦，确实。我也感觉到了，在这儿，他的颈动脉在轻敲我的手指。

有脉搏。

心肺复苏的诗歌重新开始，病人的心脏起死回生。在这短短的几分钟里，我的注意力并没有完全集中在抢救生命的细节上。我挤压着换气袋，看着人们按压他的胸部，数着时间检查脉搏，询问是否已经注射了肾上腺素，以及已经重复了多少次操作。在学校里，我们曾用一个硬塑料假人反复练习心肺复苏。我们一起学习这些步骤，像跳舞蹈一样，也就不必多想什么时候到时间。正确的按压速度是每分钟 100 次，当我第一次学习心肺复苏的时候，老师告诉我们，可以自己想一首歌，来确保达到合适的节奏。我用的歌是《大象耐莉》[1]：

> 大象耐莉整理好她的箱子，
>
> 和马戏团说再见，
>
> 她带着一个会出声的小喇叭；
>
> 嘟，嘟，嘟。

心肺复苏的前十几次按压，我仍然会在心里默唱这首歌，来确定自己按压的节奏是否合适。对于医学生或是新来的初级医生

---

[1]   "Nellie the Elephant", by Ralph Butler and Peter Hart, Parlophone, 1956.

来说，如果他们明显缺乏真实场景中心肺复苏的经验，按压速度过快或是过慢，我就会平稳而响亮地为他们唱出这首歌，直到他们达到正确的速度。然后我告诉他们，他们做得很好：还有 60 秒，还有 30 秒，坚持住，还有 10 秒。你会惊讶于一轮 2 分钟的心脏按压居然能消耗你这么多能量。

当然，这首歌听起来可能与抢救场景所预期的情绪不太搭调，但其目的是确保病人每分钟接受 100 次按压，顾不上想太多。一颗心脏停止了跳动，想得太多只会让人分心。不过现在，我们真的可以跳跳这段舞蹈了。

这位年轻人的脉搏恢复了，当我们开始做一些心肺复苏后的检查时，工作会有些停顿，算是高强度工作之中的一个间歇。人们经常问我，如何应对这种情况下的压力。最近，在一次长达 13 个小时的轮班行将结束时，我遇到了一个 1 岁的孩子，在我们团队实施紧急插管的过程中，孩子的心脏停止了跳动。我的朋友们说，"我不知道你是怎么应付过来的"，一个简单的回答是，我接受训练就是为了做好这些事。我们都受过这样的训练，可以有条不紊地处置这些情况。我没有告诉他们，其实没有人真正教给我们之后要发生的事，老师们不可能告诉我们未来才会出现的想法。

外人可能察觉不到这种停顿，但这是一个间歇，让我们的日常工作变得不再像是精心编排好的那样。我开始胡思乱想，想象着病人的故事。现在没有什么能阻止我去遐想，究竟是怎样巨大的悲伤，会让他放弃生活，想把自己在绳子上吊死。我低头看着他的脸，想象着他是否能从某个地方看到我这个陌生人，这个陌生人扎着高高的马尾辫，身披蓝色的工作服，穿着粉色和海军蓝相间的运动鞋，用手电筒照着他固定而散大的瞳孔。我不知道，我们以前是否曾在街头擦肩而过。

需要指出，心脏重新开始跳动，并不等同于生命重新开始。对于一颗健康年轻的心脏来说，其肌肉开始收缩、放松并最终再次跳动，这种现象并不令我感到惊讶。病人是否会再次具有意识，意识到自己生命的存在，通常取决于在等待血液重新开始循环的过程里，病人的大脑里补充到了多少氧气。医护人员放平病人，开始心肺复苏，将他转运到医院，最终，我们团队成员的手指感受到了病人脉搏的跳动，这是一个漫长的过程。然而，在等待年轻人家属的时候，医护人员触到病人腹股沟处的皱痕，这意味着他的大脑没能得到足够的氧气。随后进行的大脑 CT 扫描让我清楚地看到了即将到来的结果，过不了多久，我们就会确认他的死亡，只不过要经过正当的程序，不能跳过中间的步骤。我把他的家人召集到一起，向他们解释说，这不是一个好消息，我们会尽量让病人全天保持稳定的身体状态，然后检查他的脑干是否还在工作。我告诉家属们，如果脑干已经完全失去了功能，就相当于确认了死亡，这是最可能出现的结果。

"但是你认为他仍然可能醒过来？"

"我必须要坦率地说，我认为他不会。"

几个小时过去了，病人的兄弟独自走近我，问及是否有什么进展。我告诉他没有，再次说明病人可能再也不会醒过来了。他说："我知道你的意思，但是试着让他们接受这一点。"他指向围在床边的母亲和另一位兄弟。我告诉他，在他们不得不接受这一结果的时候，他们会接受的。现在，他们有时间走走神，不去想死亡的事，我凭什么说这不是他们所需要的呢？

有时候，在面对木已成舟的事情时，人们不得不试着转移自己的注意力，我不认为这有什么错，也不觉得这是懦弱的表现。即使在泰坦尼克号就要沉没的时候，船上的音乐家们依然继续演奏着音乐。在那个恐怖的夜晚，三位小提琴家、三位大提琴家、一位贝斯手和一位钢琴家继续演奏他们的音乐。八位音乐家都与船一起沉入了海底，一位二等舱的乘客对此评论说："那天晚上发生了很多勇敢的事，但没有任何一件事可与之相提并论。"我站在病房外，看着那一家人，即使他们已经知道那艘船正在沉没，他们仍坚定地围在床边，我认为他们很勇敢。

当然，面对即将到来的死亡，转移注意力的好处并不是绝对的，很难达到适当的平衡。我见过一些亲属因为拒绝接受眼前的现实，而浪费了珍贵的时刻。总会有些病人亲属觉得有必要告诉我，他们所爱的人是一位"斗士"。从来没有亲属对我说过："你知道吗？他实际上更像是一位和平主义者。他有点懒，可能无法与这些情况做什么斗争。"我不确定他们是想说服我，还是想说服他们自己，但这一定关乎他们的希望。在社会关于疾病的认知中，与什么东西做斗争的概念已经根深蒂固，即使在面对可预见的、不可避免的死亡的时候，我仍看到无数人用这句话来转移自己的注意力。

一天下午，一位濒临死亡的老者被救护车送到了医院。他已经是癌症晚期，他的女儿鼓励他要与命运抗争，一定要抗争。离我们大约 1 米远的地方，他的儿子也在和顾问医师争论着同样的事情。顾问医师告诉老人的儿子，老人快要去世了，我们会尽一切努力让他走得安详，远离痛苦，但孩子应该利用这段时间陪父亲待在一起。我对病人的女儿说着同样的话："这是你好好陪陪父亲的机会，请你好好想一想，利用好这所剩无几的时间。"

与病人的女儿谈话时，我站在老人身旁，挤压着手推床床头的换气袋。虽然这位老人已经走到了生命的尽头，但老人刚被送到医院时，医护人员还是收到了一些混乱而不准确的信息，也并没有被告知，病人已经到了疾病的终末期。我猜想家人依然对自己的父亲抱有一线希望。所以，当病人到达抢救室时，他已经戴上了喉罩通气道。病人的心脏还在跳动，但已经完全失去了知觉。在同事们调查和厘清病人的病史时，我接管了换气工作。很快我就明白了，我们做什么也改变不了这个病人的命运，我应该停止人工换气。

但是这个时候，病人的家人已经来到了忙碌的开放式抢救室，他们看到了自己的父亲，觉得他是一个战士，他们想要我做的，就是不断挤压那个袋子。他们告诉我，必须不断挤压袋子："你不会停下来的，是吗？"一切都和这个袋子有关。我本可以说："不，我会停下来。"但我知道，他们还没有准备好。顾问医师又花了十来分钟，才让这一家人真正开始关心即将到来的亲人的死亡。最终，他们终于接受了即将发生的事情，我看着顾问医师，脸上带着这样的表情："拜托，我现在可以停止了吗？"病人的心跳已经缓慢到接近停止，而我会打扰他们的告别情景。顾问医师朝我点点头，因为大限将至，家人没有注意到，我的手已经不动了。我决定不再待在那里，从床后面溜出来，钻出了围帘。

人们常常把死亡拟人化为死神。分心通常不直接与某种目的相关，但如果你停下手头的工作，把分心想象成一种有事情要做的生物，你可能会发现它在我们的世界里是一种极其忙碌而又无处不在的力量，让人分心的东西总是会萦绕在急诊室的手推床周围。

有一天，分心逼近了一个十几岁的女孩，她发生了车祸。当人们想找个借口吃蛋糕，或把工资花在不必要的昂贵物品上时，就会提到这种悲剧："嗨，我明天没准儿就被公交车撞了。"周围的人也会随声附和："说得没错，你可能明天就死了。"这些话其实是开玩笑的，但这种事情也是事实。如果我在心里想想当时重症监护病房收治的病人情况，大概应该是：

卡车撞了人 / 火车撞了人 / 汽车撞了树 / 汽车撞了卡车 / 汽车撞了人 / 自行车撞了汽车 / 从脚手架上摔了下来。

除了一人试图自杀之外，其余的人都在做原本安排好的事情，从未预见到死亡的来临。我们大多数人都生活在这种状态中，我们认为生活是理所当然的。当我们过马路的时候，通常会左右看看。我们遵守限速规定，除非迟到了，或是道路上空空如也。我们总是系着安全带，除非不走那么远。我们并不会讨论器官捐献的想法和愿望，这些都是很久之后才会发生的事情。

当分心找上这个被车撞的女孩时，我们告诉她的家人，孩子已经脑死亡了。但她的家人仍然相信孩子可能会醒来。"这就是你该做的，"一位家属回答说，她周围的家人也低声表示同意，"我们必须抱有希望。"他们仿佛形成了正式的社会斗争策略。

当我听着的时候，没什么经验的我只想说，不，脑干死亡意味着病人永远不会醒来。把希望集中在某种奇迹上，是一种不太妥当的分散注意力的做法，它会让人忘记亲人死亡的真相，也会让人忽略器官捐献的潜在选择。然而，和我在一起的顾问医师并没有这么说，他没有抛弃这个家庭，也没有表现出任何沮丧的迹象，而是耐心地重新解释了脑干死亡的概念，然后才有理有据地回答说，如果奇迹将要发生，那么不管我们接下来做什么，奇迹都会发生，找寻奇迹并不是医生的工作。

通常来说，脑干死亡提供了一个独特的机会，可以让病人将生命的礼物赠予他人，但同意器官捐献是很艰难的选择，你不能坦然地放弃亲人可能会醒来的希望。当一个病人在脑干死亡后捐献器官时，他们给亲人留下的是被证实的死亡，但他们的心脏仍在跳动，胸腔通过呼吸机上下活动。这就是死亡可能呈现的样子，这并不是一个无关紧要的概念，即使是在自己身体状态安然无恙的时候，我们也需要好好想一想。当你所爱的人在呼吸机上死去时，你的心中会充满希望、恐惧和悲伤。显然，现在还不是这家人接受死亡的最佳时机。

我们谈到了器官捐献，尽管这位病人从未向她的家人透露过是否有此愿望，但我们得知，她的祖父曾接受过一次肝脏移植。

然而，这家人还是拒绝了，说实话，对于他们的决定，我不太开心。我不开心的地方在于，这家人如此专注于寻找摆脱眼前境况的方法，以致甚至不考虑那种可能挽救另一个生命的选择。

后来，当病人的心脏停止跳动，呼吸机被关掉时，我听到了这家人的低声啜泣。看着他们围在床边的身影，我看到了他们眼中的痛苦，他们一个接一个地离开了病房，把这个十几岁的女孩留在了身后。我知道自己从未感受过这样的痛苦，也许是等待奇迹的努力把他们拉在了一起，也许这种努力让他们能够去关注一些积极的东西。而我专注于向他人赠予生命的机会，这让我从他们正在经历的噩梦般的现实事件中分心了。一位女儿去世了。

对医生或者任何医疗保健专业人士来说，同时处理各种任务的压力总是存在的。处理很多工作并不是我们的职业所独有的特征，但是当你面对人们的生命时，没有人想犯错误。根据《吉尼斯世界纪录》的记载，同时处理3件事情且没有疏漏的最长时间纪录是12小时5分钟，而我曾经上过超过12小时5分钟的班。值得庆幸的是，在医疗行业，我们是团队工作的，所以如果你够幸运的话，其他人会帮你弥补错误。医院里到处都是濒临死亡的人，其中有些情况可能更严重些。在我手忙脚乱的时候，往往是护士的仔细与专注拯救了我：

"你这里写的是毫克，其实应该是微克吧？"

这两个词的药物剂量相差一千倍。

"你没有忘记去看看皮尔斯先生（Mr.Pearse）吧？他今天早上

胸痛。"

是的，我完全忘记了，皮尔斯先生心脏病发作了。

很多时候，在一个繁忙的教学医院需要同时完成很多工作。我的任务通常包括带教、进修、治疗我面前的病人，还要留意名单上的其他病人。在我做医生的第二年，一天晚上，我在急诊科带教两名医学生，同时给一个心脏病发作的病人开处方。我把一种药物的剂量写错了。30分钟后，我的一位朋友，转诊病房的医生，进入了药品系统，发现了我的错误，修改了剂量。我究竟是因为要教医学生而从治疗中分心了，还是从带教的工作中分心了？也许，这两件事我都没有做好。我想知道，自己以前是否也犯过这样的错误。我想知道，人们看到而没有告诉我的那些错误。

医学领域有一份我们称为《优秀医疗实践》(Good Medical Practice)的材料。它其实是一本由英国医疗总会（General Medical Council）发布的规则手册，这一委员会负责着英国境内医生的执业许可，第一条规则就是"把照顾病人作为你的首要任务"。当然，坚持这一原则是再正常不过的事情了，但事实是，践行这一规则往往需要经过一个更为深思熟虑的思维过程，比你想象的复杂得多。有时，我发现自己需要很小心，以确保关注的重点是正确的。比如说，我只有有限的时间和资源，但需要照看很多病人，我必须分清主次。

一个冬天的晚上，我在急救室，一位年轻的女性由于故意过量服用处方药而失去了知觉。为了抢救她，我们使用了插管和呼吸机。那是一个工作极其繁忙的冬天，而那一周又堪称最忙。床位管理人员告诉我们，最近的床位在40英里外，重症监护病房的值班护士给本地的病房打了一圈电话，最后商定了一张近一点的床位。当我们告知病人的父母，我们医院没有床安置他们的女儿时，他们的不安是可以理解的，但当时的情况根本不适合转移其他的病人。他们焦急地等待着通知，确定自己女儿接下来的安排。当最终被告知，我们在距离只有 10 英里远的地方找到了一张床位时，他们脸上露出了如释重负的表情。

与此同时，我们已经得知，10 分钟内又会有一名危重病人送到医院，所以已经可以下班的主治医师留了下来，把那位服药过量的女孩送到了另一家医院。我扫视了一下急救室的区域，已经没有空间了。急诊部门的顾问医师看出了我关切的表情，并向我确定，他们正在把一名病人转移出去，以接纳新的病人。我看了看，医护助理正在给要转出的病人打点行装，于是我帮她把病人推出急救区，转到了重伤区。

我们推着手推床从走廊里一排排的病人身边走过。"10 号隔间。"协调员提醒我们。但是当我们到了 10 号隔间的时候，那里已经有另外一位病人了，位置都被占了。

"我会处理好的。"协调员向我保证。于是我把病人留在她身边，急忙回到抢救室。下一个病人发生了心脏骤停，但经过电击治疗后，他恢复了正常的心率，情况也稳定下来，所以我们在他的血管内插入了导管，准备马上给他做冠状动脉成形术

（angioplasty）[1]。血管成形术可以挽救他的生命，我应该为我们的团队合作感到高兴。但是，当我把病人转给导管室的麻醉师时，我主要关心的问题是，病人从手术室出来时，我们在哪里腾出一张病床。

接着，我去检查一位缺氧的老人。我们呼吸的空气中，大约有 21% 是氧气，而从肺部进入血液的大部分氧气，甚至都没有被利用。对于健康人来说，血液即使在流经其他所有器官并释放出机体生存所需的氧气后，仍有高达 80% 的氧气剩余。这位老人吸入了充足的氧气，但他的肺功能不太好，无法将大量的氧气输送到血液中。尽管我们已经使用了非侵入式呼吸机作为一种临时的应对措施，但病人仍在挣扎，他的家人坐在他身边。对这个家庭来说，病人是他们唯一的优先事项，是他们关注的中心。对我来说，他是我评估名单上的一员，我需要评估他是否能从重症监护中受益。

我们被教导说，这类评估总是需要独立进行的，不应该受到有无床位等现实问题的影响。处理这个问题的思路是：

问题 1：病人需要什么？

问题 2：我怎样才能满足病人需要的这些条件？

我完全赞同这种方法。进行得当的入院评估，是重症医学家最重要且最有价值的技能之一。

现实的情况是，重症监护病房本身已经没有床位了，但我必

---

[1] 在医学上，血管造影（angio）被用来描述一个与血管有关的过程，而成形术（plasty）则来自一个希腊语单词，意思是塑造或成形。在这一病例中，冠状动脉成形术是指一个导管通过外周动脉进入冠状动脉，治疗血管阻塞或血管病变的过程。

须要在其中隔出一块空间。其实，这种分心对我面前的病人是不公平的。

顾问医师来了，我们谈了很久。我们检查了老人的病史和 X 光片，并和他的家人谈了谈。我们认为，将病人提升为重症监护并不会让病人获益。这意味着病人将会转去病房，度过自己生命的最后几天。我承认这对病人来说是个正确的决定，但我也确实由衷地松了一口气——我真的不知道，如何能够为他在重症监护室中找到一块地方。我继续工作，一整夜都希望我要见的下一个病人不会需要床位，也希望自己足够优秀，不要因为床位紧张而影响我对病人需求的评估。

我需要集中精力，这是一项必要条件。在急救部门工作，感觉就像有人让你站在上下班高峰期间的滑铁卢车站中央，做出一个艰难的决定。从事急救工作的人已经逐渐适应了这一环境，不需要在平和安静的情况下做出选择。我正在学习这个过程，只要我还有笔，我就可以应付。

我喜欢把东西写下来，这原本并没有什么特别的。但是，也许因为我年轻，也许会成为"下一代"的顾问医师，你可能认为我应该竖起一面旗帜，庆祝医学的"无纸化记录"运动。不过，就我个人而言，我从来就不喜欢在线的记录问题的方式。当然，它有一些优点，但根据我的经验，这种方式并没有给自由书写和思考留下什么空间。

相反，我很珍惜钢笔这个简单的工具，没有它，我几乎不可能集中注意力。通常需要写点什么的时候，我正在急救部门工作，或是应某个治疗团队的要求，刚刚去病房见完病人，确定病人是否需要提升护理等级。我赶到病人身边，查看了病人的背景资料和入院史，然后查看血液化验结果、放射学影像，以及其他任何可用的影像资料，还有生命体征的记录。我和病人交谈，看看他们能否顺畅交流，然后为他做些基本检查。之后，我会从白大褂的口袋里掏出一支笔，把我看到的信息整理到一起。

总会有治疗小组的同事，在我拿出笔之后不到 10 秒钟就来问我"准备怎么办"。我会抬起头，每次都用同样的话回答："我不知道，等我写完了，就会做出决定，然后告诉你。"这并不是我失礼，而是我确实有很多因素需要考虑。病人有什么问题？哪个问题需要优先考虑？我们有治疗方法吗？病人想要这种治疗吗？病人会从治疗中受益吗？"受益"到底意味着什么？

通常在几分钟内，就又会有其他人走过来问我同样的问题："那么，计划是什么呢？"

不要误会我——我并不是说在面对急性哮喘患者、出血患者或心脏骤停患者时还要边写边想，但我做的许多接收病人的决定并没有那么紧急。理性和周全是可以兼顾的，我只是需要应付自己所处的环境，不要太分心。我可能会站在病人身边的治疗区。而此时，病人家属就在旁边，等着我说出接下来的计划；护士需要知道告诉床位管理员哪些信息；转诊医生想知道转诊的结果；在我周围，还有其他 4 个病人也有各自的问题，他们的治疗团队也在讨论。我需要集中注意力，所以我举起了自己的标志，那就是笔和一张白纸。

　　每个人都会经历所谓的良辰吉日，也会有诸事不顺的日子。我清醒地认识到，如果我因为家里的事情而分心，或因为团队缺乏凝聚力而脾气暴躁、心烦意乱，或者仅仅是因为我累了，那么我在那一天的感受可能会对病人的治疗过程产生相当大的影响。疲劳是另一个无益于工作的附加因素。这确实是一种让人分心的因素，而且，就分心的程度而言，这是对我影响最大的事情，因为我总是无法集中注意力。有时，疲劳会让我变成一个完全不同的医生。

　　我记得自己最近一次以疲劳为借口是某天早上 7 点，我刚刚开始庆祝自己完成了又一组夜班值班，这时我接到一个电话，内科主治医师告诉我，一位上了年纪的病人已经从重伤室转到了抢救室。病人已经失去了知觉，几乎没有呼吸。

　　我拖着疲惫的身躯穿过走廊，走进了抢救室，在那里，我碰到了另外一些同事，他们和我一样，对这个病人并不太了解。我从旁边的手推床里拿了塑料面罩和换气袋，我把面罩压在病人脸上，一只手拉住她的下巴，并开始用另一只手挤压袋子，给病人换气。我问到是否有人能去找一下一位初级医生，毕竟他在几个小时之前就接诊了这位病人。我本来可以自己看医疗记录的，但我的双手都忙着给病人换气。说实话，我还发现自己被现实情况激怒了，似乎没有人能给我一个连贯的病人就诊史，所以当那位初级医生赶来的时候，我的态度可能不像以往那么友善。

　　回想起来，我并不是很刻薄，但毫无疑问，自己当时脾气很差，心烦意乱，而且疲惫不堪。我忘了告诉他，我的这种态度并不是说他犯了什么错，这不是一场审讯，我只是需要一个概述，要抢时间，快速地帮助我做出一些决定。现在回想起来，我敢肯定那位初级医生的感觉就像在接受审讯。

初级医生结结巴巴地讲了一遍病人的病史，以及当晚把病人送到抢救室的原因。我认为病人确实应该升级到重症监护病房，并开始给病人插管，戴上呼吸机。在接下来的半个小时里，病人的血压直线下降，病情一度难以稳定。在这一过程中，我突然强烈地意识到自己有多累。病人抢救时，我通常会在完成自己手头工作的同时，想到后面的一些步骤，但现在，每一个想法都如同黏液一般，只能一点一点慢慢地向我涌来。

病人的情况仍不稳定，她的家人正焦急地等待着消息，需要有人和他们谈谈，还需要有人能集中精力找出导致病情恶化的原因。我看着病人，她已经走到了生命的悬崖边上，想到病人应该拥有一个像剃刀一样犀利而敏锐的头脑为她诊病，我感到很压抑，我的脑子最多算得上一把黄油刀，关键时刻掉链子，完全无法敏捷地思考。有时，在上完夜班后，医生或护士可能会告诉你，他们到家了，却不记得自己开车到过哪里。他们开着自动导航仪，沿着熟悉的路线回家，直到他们回到家，才意识到自己可能并不是完全的清醒。在那个夜班结束的时候，我面前的这位病人也像处在自动驾驶仪上，不知道要驶向何方，我也没有足够的气力帮助她稳定下来。

我抬头看了看时钟，目前是早上 7 点 55 分。我觉得自己状态不佳，没有理由继续硬撑。我知道顾问医师可能已经开始了早上的交接工作，所以我拿起电话，请他过来。他来到抢救室，态度友好，精神饱满，面带微笑。我看着他说："我太累了。"甚至显得有些可怜，作为一名医生，我无法告诉你用"太累了"之类的话语作为借口有多难。客观地说，不能以"太累了"作为借口并没有什么道理，但这就是事实，是我们所处的文化情境和我们为自己设定的标准。

回首那天早上发生的事情，很多方面让我感到内疚：我没有就那个病人的病情形成一套完整的方案，以便上午的团队开展诊疗；我没能对初级医生更友善一点；我很累，疲劳让我分心了，使我无法做到最好。当然，我也可以很容易地安慰自己说，如果我一时疏忽伤害了患者，我的感觉会更糟；如果我和病人家属的沟通没有达到预期，或者遗漏了什么问题，我也会感觉更糟。我知道，所有这些可能都是确实存在的，但我仍然对发生的事情感到失望。

顺便说一句，那天，顾问医师到来之后，上白班的主治医师也来了，他冲到工作区，兴高采烈地向我宣布，他第一次尝试就成功地为我的病人植入了一条动脉导管。他知道，我曾经失败了两次。他庆祝道："太棒了！"声音在空中回荡。在经历了漫长的4次夜班之后，我用疲惫的眼神看着他，丝毫觉不出兴奋。尽管那天早上我很失望，因为我没有完全实现对自己的期待，但如果再次遇上这种情况，我还是宁愿遵从自己的心，不在病房里硬撑着。

　　有的时候，分心的方式可能会更温和些，或者算得上更有帮助。当我给病人买报纸的时候，或者有人给他住院的朋友买了一些巧克力和一本娱乐杂志的时候，这不就是一些分散病人注意力的方式吗？一般来说，当病人从大手术中醒来时，我都会告诉他们，他们做得非常好，至少能从过去的病痛中有所解脱。然后，我还会说一些积极的话，比如"至少你今晚睡得比昨晚好"。他们会报以微笑，然后表示同意，认为这确实是一种解脱，他们在手术之前的那个晚上都没有合过眼。大多数病人还有更长的路要走：化疗、放疗，或进一步的手术；尽管如此，仍然可以鼓励他们暂且分分心，来庆祝这个小的里程碑。

　　这并不是说我想让病人对事物抱有乐观态度。重症监护的病人往往正处于最脆弱的阶段，他们刚刚经历了人生的重大事件，清醒且警惕。这是一段高度依赖监护的时期。通常情况下，他们会有一根导尿管，多根静脉注射管，以及一条连接动脉的定期监测血压的导线。他们发现自己无法动弹，被监控设备拴在了床上。有时，他们会在一个单独的房间里，但更多时候，会和左右两边的陌生人在一起，身边的陌生人可能插着管子、连着呼吸机，或是精神错乱。这些陌生人使患者几乎无法摆脱对最糟糕的状态的恐惧。所以，没错，对于这些病人，我会尽量让他们分分心，我认为这么做是对的。

　　我相信，有时候顾问医师也会为我做类似的事情，试着让我分分心。记得有一次，我在结束了一天的辛苦工作之后离开医院，一位刚刚当上母亲的女病人不幸离世，给我全天的工作蒙上了阴影。如果你从这本书的开头读到了这里，你能够了解到，重症监护室中会有很多人离世。然而，有些人的死亡却为这一工作额外增添了一层肃穆的气氛。这样的事件发生时，整个病房都会明显地寂静下来，并且在一段时间内，每个与之相关的人的行动都变慢了，好像他们周围的空气变得凝重了。就在这一天，一位顾问医师拦住我说："我想让你知道，你今天的表现很出色。"我表现得好吗？我不确定。可能我只是做了该做的工作，但我认为顾问医师想让我记住的是：我做了该做的工作。当我开车回家时，我可能会在路上思考些事情，比如专注于这种看似突如其来的悲剧给人们带来的压力，或者思考自己当天的工作做得好不好，那位顾问医师希望，我想的是后者。

我们都熟悉一些谚语或是哲言，它们谈到集中注意力是通往成功的道路。注意力不集中有个坏名声，但如果你到重症监护病房工作，你可能会相信我说的，有时候是分心把我们维系在了一起。分心有一种力量，可以让我们避免停滞不前，否则我们就会被压垮。

在这方面，医生其实已经进步了不少，可以用幽默来转移对各种事情的注意力。我们会因为那些对其他人来说根本没有笑点的事情而发笑。作为重症监护病房的主治医师，监护病人在医院之内安全转运是我的工作职责之一，他们的病情并不稳定，使用着呼吸机以及各种药物。有一天，我正在参加晚间会议，把病人的护理工作交给即将接班的团队。我接起电话，解释一些关于病历记录的问题，一位神经外科的主治医师对我大叫起来，因为我没有给一个已经去世的病人做头部 CT 扫描。愤怒的洪流从这位同事身上爆发出来，他总是用自己名字的缩写来称呼自己。现在，他被称为"Mr."。

他用高八度的声音说："真是太不应该了，我们需要这个人的扫描结果！已经好几个小时了！"

那滑稽的咆哮还在继续，我两次打断他，告诉他病人已经去世了，我不能给死去的病人做扫描，但他并没有真正听进去。最后，他终于听到了我说的话，他难以置信地惊叫道："不！我以为他去了重症监护病房？"

"没有，"我哭笑不得地说，"这就是我一直想告诉你的。我向你保证，他去了太平间。"

在病房里进行了长时间且艰难的心肺复苏尝试之后，那位病人最终撒手人寰。我们竭尽所能，但我们失败了，他去世了，不止一位神经外科顾问医师和主治医师在场。怎么会在几个小时之后，这位医生还以为病人在等着我做头部 CT 扫描呢？这至今还是个谜。

我放下电话，回到我的团队，继续讨论我们面前的 2 页纸上记录的危重病人：车祸、过量用药以及严重的感染——即使是对最大的仇人，你都不希望看到的感染。说实话，电话的内容确实在会议室里引起了一阵笑声。事实上，我甚至可以说，那位神经外科医生有些滑稽的难以相信的态度，巧妙地鼓舞了在场的所有人。这并非冷酷无情，也并非不尊重那位未能抢救回来的逝者，也不是要贬低我们为了把病人救回来所花费的努力。我想，只是因为我们需要这样幽默一下，人们称之为"绞刑架式的幽默"——在面临绝境时的冷酷的幽默。这是一个结果令人不快的玩笑：那名男子去世了，因为我们没能救他，所以我不能带他去做头部 CT 扫描。这是一个能让你在不好玩的事情面前笑一笑的插曲。病人还不到 50 岁，家人失去了他，没有人能救他：电话那头的神经外科医生不能，甚至世界上最好的神经外科医生也无能为力。

幽默是我们日常生活的必备要素，我认为这种冷酷的幽默是可以接受的，因为这个笑话并不是关于病人的，而是关于死亡的——关于那痛苦的、无影无踪的、一直笼罩在我们周围的阴云。幽默算是一种私下的消遣。真的，你能怪我们吗？

一天晚上，一位自缢的年轻人被送到医院，我把一些不太理想的消息告诉了这家人，随即离开了病房，回复一个在线呼叫，内科主治医师想让我去急诊科看看能否收治一位老年败血症患者，认为病人可能需要一些药物来维持血液循环。在重症监护中，了解病人的生理状态极为重要，所以我开始询问病人的生理特征。

"她能活动吗？"我问。

主治医生回答道："是的，虽然她需要使用一个行走架，但是她会和你聊天，甚至可以讲个笑话。"

我笑了，告诉他我一般不会根据一个人有多有趣来决定是否接收这位患者。当放下电话时，我又大笑起来，同时想象着这样一个场景：要求病人在被允许进入重症监护病房之前，先做一段单人喜剧表演。它使我忘记了刚才抢救自杀少年的工作。在我又看到了孩子的母亲时，我对她说："对不起，我们无能为力了。"有时候，你需要抓住这种可以让你分心的事情；有时候，你必须让一些事情变得有趣。

有时病人也会给我带来笑声。晚班结束时，初级医生们通常要完成一次晨间查房，以便与值班的顾问医师一起查看所有在当班期间入院的新病人。一天早上，在一次冗长而又紧张的查房过程中，一位患有老年痴呆症的老太太在一位非常可爱、举止温和的顾问医师面前抓住了我的胳膊。她用指甲抠着我的胳膊，眯起眼睛盯着我说："我知道你干了什么，小姐，你脸上都写着呢！"紧接着，"我知道你怀孕了。"然后，她紧紧抓住我的胳膊，举起另一只手，瘦骨嶙峋的手指指向顾问医师，尖声叫道："我知道这是你的孩子！"顾问医师突然发现他要去护士站拿点东西，然后匆匆离开了病房。而我已经上了12个小时的班，精神萎靡不振，不到11个小时之后，我还要再来接班。我怎么能不抓住这一刻，大笑一会儿？

在一天天波澜起伏般的生活中，分心是我生活的一部分，我想，总的来说，自己应该对此心存感激。尽管未来还有更为漫长的岁月，但我在重症监护病房工作的时间已经足够长，足以让我回顾这段生活，并且认识到，如果不能适当地分心，我们就有可能屈服于周遭各种残酷的现实。对于医生来说，让阳光照进心里非常重要，这样可以给自己一些解脱。

在这一章的开头，我回忆起曾经站在一个自杀的年轻人身边。

除了这些经历之外，我不知道自己是否有权利谈论自杀。事实是，它并没有像影响全国成千上万的家庭那样真正影响我的生活，我对那些受到影响的人怀有敬意。我秉持着一种谦卑的态度，知道不能把自己的观点强加于别人的悲剧上，你永远不可能完全了解，是什么原因逼着一个人结束了自己的生命。

自杀已经成为我们这一代医生谈论的话题，尽管我们可能谈得还不够。最近，媒体报道了一位初级医生自杀的故事，我收到了最小的妹妹发来的短信："答应我你永远不会那样做。"她的好朋友在十几岁时自杀了，她在报纸上读到那位初级医生的故事——工作很努力，而且热爱自己的工作。从很多细节来看，她觉得报道中的人物与我十分相似，所以她要我保证不会那样做。我答应了她。

曾经有一段时间，我不敢去面对那些试图自杀的医生。但仅在过去的一年里，我就接触了不少。我知道自己看到这些面孔时，会感受到强烈的悲伤，某种程度上，是因为当你与眼前的病人有某种直接联系时，同理心会被放大。我是一名医生，我眼前的自杀者也是医生，这除了会引起某些悲悯心之外，还会让我背负很大的心理负担。一天早上，我接到了创伤科的电话，他们又接收了一位试图自杀的人。病人神志清醒，但很痛苦。我尝试着让他平静下来，让他保持不动，过了几分钟，大家才认出这位病人是另一家医院的医生。那天早上，我站在他的头顶前面，感到了前所未有的恐慌。这并不是因为我认出他是我的同事，我并不认识他，更不知道他的名字，他的年龄和我也相差甚远，我从来没有和这个男人共事过，但现在，我们居然一起经历着抢救这件事，这让我感到绝望和不安。

他开始列出所有不希望我们团队做的事情，都是抢救中的重要工作。他使用了医学术语，包括一些手术的名称。他告诉我，如果真的到了紧急关头，他不希望进行心肺复苏。他恳求我，去找一份制式文件表格，来确认他自己的想法。我站在病人的面前，其实占据了一个主要的位置，让自己成为所有这些令人担忧的指令的接受者。我记得自己拼命地想要找到一种方法，来巧妙地引起急诊科顾问医师的注意，我这样做，其实仅仅是想强调一个令人不安的事实。"他是一个医生。"我小声说道。急诊科顾问医师和善地看着我，回答说："没事的。"

没事的。是的，没事的。

我们继续工作。

我重新回到抢救的工作，重新变得精力集中而且专注。

当然，证据会告诉我，并不是医生这个职业才会有心理健康问题的负担。不过有时我还是得想一想：除了某种悲悯之心以外，我到底因为什么而紧张不安？

所有这些不安，说明了什么呢？作为一名医生，尝试并真正理解每个病人自己的叙事，是一种非常重要的技能，但它不是一种良性的负担，对于你本就脆弱且不完美的身躯来说，这不是一个通过简单的办法就能够平衡的负担。如果你问这一代的重症医学医生，他们对未来职业生涯最大的恐惧是什么，我相信他们会告诉你，那就是倦怠。职业倦怠是我最大的恐惧：一想到最终有一天，所有这些负面因素的强度对我来说可能变得太大，以致我将失去工作的动力，变得冷漠无情，或者失去工作的巨大投入所产生的获得感，那么，到那个时候，我会是谁？我该怎么称呼自己？在《爱丽丝梦游仙境》[1]中，爱丽丝问自己：蜡烛燃尽后，火焰会是什么样子？

　　不过，她先等了几分钟，看看自己是否还会继续缩小下去，她有点紧张。"你知道，"爱丽丝对自己说，"我也许也会像蜡烛一样，全部消失的。我想知道，那时我会是什么样子？"她试着想象蜡烛燃尽以后，火焰会是什么样子，因为她从来没有见过这样的东西。

我还没有天真到认为分心是解决许多问题的有效方法，但有些时候，我很尊重适当分心所产生的价值，这种方法与其他方法一样，是我点燃自身热情的燃料。

---

[1]　*Alice's Adventures in Wonderland* by Lewis Carroll, 1865.

愤怒（Anger）

"现在，你是一头母狮了，"阿斯兰说，"整个纳尼亚都将复兴。"

刘易斯（C. S. Lewis）

《凯斯宾王子》[1]

---

[1] *Prince Caspian* by C. S. Lewis, HarperCollins Children's Books, 2009. Copyright © 1951 by C. S. Lewis Pte. Ltd.

我对愤怒最早的记忆是在我7岁、我哥哥10岁的时候。从医学角度来看，我哥哥碰上了十亿分之一的概率。在他出生的时候，他患的那种疾病连名字都没有；具有讽刺意味的是，这种无名的状态，使他在别人眼中什么都不是。我哥哥的长相和大多数人都不一样，他真的不符合那些明显的、下意识里就能识别或归类的残疾的标准。当我还很小的时候，这件事对我并没有什么重大的情感影响，这只是你碰巧知道的一件平常事。在我最小的妹妹大约3岁的时候，我们意识到，她认为哥哥一词的意思，就是指坐轮椅的人。她开始问别人，他们所叫的哥哥怎么会是哥哥，那些人连轮椅都没有。

没过多久，我就意识到，对外人来说，我的哥哥并不平常。人们都有自己的好奇心，这是人之常情。事实上，很多人都表现得很不友善，虽然我不会因为他们的好奇心而责怪他们，但我认为，我必须让他们对自己的行为负责。从大约7岁开始，我就逐渐注意到那些从我们身边走过，眼睛盯着我们看，然后扭过头来一直看我们的人。我不知道如何确切地描述我年少时的那种感觉——那种每天都能意识到的、身边的男女老幼都在盯着你的至亲看的感觉，最重要的是，那种希望制止他们的感觉。那是一种隐藏在愤怒里的伤痛。

有些人看着我的哥哥，交头接耳，做着鬼脸，甚至难掩嘲笑；孩子们在屋子中间突然停住，喊道："嘿，看他！"我亲历着这一切。十几岁的时候，一个成年男子找到我，要求我把哥哥带回家，因为哥哥的样子"吓到"了他的孩子。我站起来对那个人说，离我和我哥哥远一点。我咆哮着，然后哭了起来，后来哭着睡着了。

我记得曾试着捕捉过路人的目光，用我的眼睛盯着他们，甚至想在我哥哥或父母注意到他们之前，扑向他们。我记得当我和哥哥一起走的时候，我执着于做这件事，试图把所有那些面孔驱赶走，我不知道为什么，会认为这是我的责任。总之，我确信人们注意到了我的目光，我把它当成了我的任务。不管怎样，这是我今天成为医生的重要原因。

指导我的第一位顾问医师说我像只母狮子，这让我感到非常骄傲。医学领域的女性常常因为自己的能力超出了社会对女性的认知而受到侮辱，结果被人用隐晦的负面词汇称呼，比如"争强好胜"。这虽不是普遍现象，但它仍然存在。一个年轻的医生很快就能意识到，除了那些好的方面，我们的医疗服务体系中仍然有很多不公平的地方，仍然有很多不足之处值得我们去改进。

我确实会愤怒。但有点荒谬的是，我竟不敢承认这一点。我不记得医生的誓言里有不生气这一条，但在医学专业人士看，这仍然是一个非常不好的字眼。就我个人而言，我觉得生点儿气是一件好事。生气只是一种标志，表明自己不赞成某些事情。但是，要从愤怒中得到最好的效果，关键是要认识到，愤怒的价值往往在第一秒之后就不存在了。我们的目标是把它变成别的东西：激情、灵感、动力、指引。我并不是说愤怒是一种美德，而是说，你需要尊重内心的自由。

原澳大利亚国防军（Australian Defence Force）的司令戴维·赫尔利（David Hurley）将军曾说过一句话，如今在英国国民保健服务体系（NHS）中经常被引用："你践行过的标准，就是你接受的标准。"我知道，在职业生涯中，会遇到很多自己觉得难以接受的事情。对于这些事情，我已经习以为常，它们对我的影响算是温火慢炖，以致我体内基本燃烧不出什么火气。但适当的愤怒并不是可有可无的，而是必要的，作为一名医生，你必须尊重愤怒告诉你的东西，并为它赋予一些意义。我知道，儿时的愤怒让我想要成为一名医生。虽然这并不是我成为医生的主要原因，但我确实感到有责任保护更多的人，不只限于我小时候想要保护的哥哥。

人们喜欢问医生，他们的职业选择是否因为他们想帮助别人。这其实有点强人所难，对方可能预设了某种回答，但对此许多医生可能只会翻个白眼。帮助别人听起来像是一个崇高的抱负，但对绝大多数人来说，我们工作并不是要大规模地改变什么。成为一名医生并不是要改变大世界，而是要改变一个人的小世界，无论你们相处的时间是长是短，可能只是一瞬间，也可能会是一个月。如果我想要拥有惊人的改变世界的能力，我就会从事科学研究，或成为一名政治家。

但我们确实想帮助别人，至少是出现在我们面前的那些人，这是一个不小的责任。很多时候，医生都充满热情、干劲十足，而我们在高压环境下竭尽所能做好本职工作的纯粹意愿和决心，可能会让我们对彼此不够友善。我们变得强硬起来，从别人的错误中吸取教训，从过去的经验中锤炼评估治疗方案。我们可能意识不到，那些新提出的看似不必要的建议，即使明显并不合理，也并不是想要蓄意破坏你的工作。

有一次，我还没有完成早上的病房交接工作，就收到了一条紧急信息，叫我马上去抢救室。顾问医师说："你最好跑过去，我过会儿就来找你。"

实时呼叫系统有几种不同的召唤方式。最不紧急的情况只是嘀嘀几声并在屏幕上闪烁一个分机号；在这种情况下，你可以在回电话之前，把正在做的事情完成妥当。有紧急情况时，你会被一种不同的声音召唤，同时还会听到一些嘈杂的说话声，通知任务地点和时间，比如说"创伤小组10分钟内到抢救室"。最紧急的情况通常是几声快速的哔哔声和一段语音，提醒你立即去某个地方。这一天，语音里播报的是："重症监护医师立即到抢救室。"

我赶紧出发，匆匆走下两层楼梯，穿过一条走廊，在门厅左拐，走到另一条走廊的尽头，又向左拐，穿过几扇门。因为走得太急，在经过重伤科的时候，我有点反胃，交接班时喝的咖啡回涌到喉咙。之后我到达了抢救室，见到了病人，还有一位高级临床执业护士和急救科的护士长。

"我是重症监护科的主治医师，"我气喘吁吁地说，"您叫我吗？"

执业护士开始以一种听上去很悠闲的节奏讲述病人的故事，告诉我病人主诉的病历。我调整着呼吸，过了半分钟左右，我打断了他："你能不能告诉我紧急情况是什么，然后我们再谈？"

"什么？"

"就是紧急情况是什么，你为什么叫我来，你知道的，到底是A、B、C还是D，紧急的问题是什么？"

A、B、C和D是紧急抢救的四大基本问题：

气道（Airway）、呼吸（Breathing）、循环（Circulation）、失能/神经问题（Disability/Neurological）。

其实还有E，E代表着所有其他问题（Everything else）。

"哦，好吧，我们还没有开始建立静脉注射的通道（access），我们估计病人可能有500毫升左右的失血。"他回答。

所谓的通道，无论是静脉的还是其他途径的，其实都是属于C——循环系统的问题，它是输血以及静脉给药的重要先导性工作。我看了看监测仪：病人心率完全正常，每分钟72次，动脉血压正常，血氧饱和度100%，呼吸频率正常。我又看了看病人，她醒着，很警觉，嘴唇确实有些苍白，腹股沟处有压迫的痕迹，但没有明显的出血。

"还有其他人试图建立过静脉通道吗？"我难以置信并有些恼怒地问。

"没有。"

"你用超声波检查过静脉吗？"我继续发问，没有别的原因，只是想听他说"没有"。

"没有。"

"所以你才发出这种最紧急的呼叫？"

这时，这位护士似乎被激怒了："是的。你认为给你打电话不合适吗？"

"不是，"我回答道，竭力使自己的声调平静下来，"我随时欢迎你寻求帮助，但我认为使用最紧急的呼叫是不恰当的。不管怎样，我们以后再讨论这个问题吧。"我说话时的语气可能和我装作不生气的样子不太相称。我确实认为这次紧急呼叫很不合适。

护士长把超声波仪器推进病房，我把两个套管插进病人的胳膊。那位执业护士回到工作台上写笔记，我对自己的失礼感到有点懊悔，于是走到他面前，对他说，如果我看上去脾气不好，我感到很抱歉，但我真心觉得次呼叫的紧急程度分级不合适。我解释说，我扔下了手头需要交接的工作，按照语音里说的一路跑来。我不想听到一个《狼来了》的故事，不想因为我开始怀疑是否真的有什么紧急情况，就改变我以后的行为。

病人情况仍然很稳定，所以我离开了，再次成为那个单向交流信息的、实时呼叫的黑色小盒子的奴隶，我知道，如果以后再有呼叫，我还是会跑着过去，不会质疑它。

当然，我的愤怒并不总是那么合情合理。在长时间的夜班工作后，如果赶上这种抑郁情绪的小尾巴，我可能会对我的病人有点领土意识。

那是我连续第四个夜班的早上，6点钟，病房里一位狱警拴着一个病人。狱警站在床头后面，背挺得笔直，两脚分开，一条长长的金属链垂在他和病人的手腕之间。另一个狱警坐在房间角落的椅子上。病人是一位40多岁的男性，躺在床上，插着管子，打着镇静剂，在我看来，他对周围的世界一无所知。

"你为什么和他拴在一起？"当我走进房间时，我以这句话开场，然后迅速补充道，"无论如何，你不能站在那里。"

看着站在床后的狱警，我很生气，但想用一种疑问的语气来表达我的质疑。他与我四目相对，说他会继续和病人拴在一起，直到监狱长另有指示。

"但是你确实不能站在那里，那是我的地方。"

事实上，我目前根本不需要站在那里。我的意思是，我可能会在某些特殊时刻站在那里，如果有紧急情况的话，我需要那个位置，之前护士已经把狱警从她的记录点周围支走了。

"不管怎样，"我继续说，"你真的没有理由一定要和他拴在一起——他都是一个快没有呼吸的人了。"

狱警们回头看着我，好像我的眼睛里渗透着天真。他们告诉我："他属于 A 类罪犯。"

A 类？

"他现在打着镇静剂，用呼吸机维持着呼吸，如果发生了紧急情况，我需要电击他，如果你触电了可别大惊小怪，因为我已经提醒过你，不要和他拴在一起。"

我确实累了，而且有点不讲道理了，但是那是"我的"病人。其实我真的需要电击病人的概率，大概和这两个狱警对我每一条指令都言听计从的概率差不多大。但是我们已经把这个病人收进了医院，而且，就目前而言，病人已经神志不清，我有责任保护他。

在《狮子、女巫和衣橱》中，狮子阿斯兰咆哮着，C.S. 刘易斯写道："阿斯兰一出现，错误就会改变，他的一声怒吼，会把悲伤驱走。"[1] 在一个繁忙的医院里，事情并没有那么简单，我的许多怒吼都完全无效。这个病人病得很重，我想给他某种程度的大赦令，至少是在他都要无法自主呼吸的时候。

狱警们回过头来，面无表情地看着我，说了一句："长官说不行。"

那个人犯了什么罪？也许是很可怕的罪行吧。我在乎吗？老实说，我一点也不在乎。

我们被教导，要采取这种价值中立的态度。这个人是我的病人，我想要像对待其他病人一样对待他。除非医学公平只是一句空话，否则我们就不能在重症监护区内建构一种道德等级。我为我的病人感到愤怒，但从另外一个角度来看，有些人可能会认为我只不过是在主持一个不同类型的监狱。毕竟，我周围的病人没有一个能真正自由地离开。重症监护是一个陌生的地方，很多病人像这位犯人一样，躺在床上，喉咙里插着一根管子，处于药物引起的昏迷状态。他们有一根排尿管，还有一根进食管。因为他们发不出声音，所以没有能力决定与周围世界的互动方式。

重症监护的环境侵蚀着人的本性，如果不小心，病人就可能变得非人化（dehumanised）。它们变成了一堆器官组成的系统，变成了数字。所以，作为一名医生，你必须先为自己考虑，你必须保留足够的力量，坚定维护你认为可以为病人保留的尊严，并将之视为某种神圣的责任。

---

[1]　*The Lion, the Witch, and the Wardrobe* by C. S. Lewis, HarperCollins Children's Books, 2009. Copyright ©1950 by C. S. Lewis Pte. Ltd.

有一位顾问医师经常跟我说，谁都不想把工作搞砸。这句话本身可能并不特别深刻，但是，如果你觉得在回忆自己的行为或别人的行为时被激怒了，那么，顾问医师所说的这句话，就成为一个功能强大的工具。在房间里的每个人都想把工作完成好，这句话可以帮助你抽身出来，高屋建瓴地辨识出最优先的行动框架。当涉及死亡的医疗化问题时，公众的关注和法律的要求都对如何处理这一问题有所影响。作为医疗保健专业人员，有时候我们的工作结果会让我们所有人都感到恼火。

有时，当我赶去发出紧急呼叫的病房时，我知道，自己已经走在死神旁边了。我想知道，如果死神看到我们为一些病人所做的临终准备，他是否会感到难过。我也在想，他在走廊里与我擦肩而过时，是不是也会不时感到生气。实时呼叫的声音召唤我的时候，通常是在凌晨。我小跑着来到病房，站在病床的床尾，像个残忍的仲裁人。很多时候，情况仿佛是要赋予我某种冒充死神的许可："现在可以让他们死去了。"把这种经历作为日常生活的一部分，其实是一件很奇怪的事情。当然，这些情况的现实是，死神已经降临，抢救只是一种幻觉，一种让我们看起来有些控制力的把戏。

又是早上6点，我站在病床的一端。心肺复苏的按压已经停止了，病人呼吸急促且杂乱，这是她生命的最后几分钟了。她的血液循环正在衰竭，依赖于肾上腺素勉强维持，在腹股沟潮湿的皱褶中，我们几乎摸不到她的脉搏。我已经和顾问医师交换了看法，并告诉团队，我们认为这一病例并没有必要进一步升级到重症监护。那时我本可以走开，我已经完成了他们叫我来的目的，但我没有走，因为我对负责这名病人的主治医生不太放心。而且，我不是唯一一个认识到情况已经无法挽回的人。我相信那天凌晨，我也不是团队中唯一一个觉得应该更早放弃抢救的人，那可以使病人免遭心肺复苏按压的痛苦。因此，我们留下来，为病人做些临终照护。

我把注意力集中在自己能做的事情上，那就是努力让她看起来平静地死去。病人瘫倒在床垫中间的地方，枕头被扔在旁边的椅子上，我帮助夜班的护士轻轻地把病人扶起来，并让另一位初级医生把枕头拿过来。我擦了擦病人的嘴，我的手在她的额头上摸了几秒钟，其实我也不知道这是什么意思，但我经常觉得有义务这么做。我觉得，这让我感到自己给予了病人应得的尊重。也许，这算是一种道歉。

我看了看房间里的其他 3 个床位，病人们把围帘拉了下来，试图把自己与距离几英尺远的地方隔开，但无济于事。我怀疑，周围的病人之中，是否真的有人在睡觉。然后，我转身准备离开，我看到主治医师和他指导的住院医生正准备从病人的腹股沟提取静脉血样本。

血液检验可以揭示很多有关于病人生理状况的信息。检验结果可以告诉我们病人的情况，但这种结果对帮助病人度过临终前的最后几分钟毫无意义。在医学上，我们需要在病人接受某种治疗的负担和这些治疗对特定病人的效益之间做出平衡。对于这位垂死的病人来说，那根采血针的负担是不必要的。我知道，在这种情况下，自己应该负担起一些责任。当我即将完成抢救的时候，我已经非常清楚地感觉到我们不会成功，而那位住院医生却正拼命地想从病人已经濒死而冰冷的身体上取得一些血液样本。他们已经在病人身上植入了静脉插管，并取得了几毫升血液样本，可以作血气分析，这足以提供他们需要的信息了。所以，我友善地告诉那位医生，可以停下来了。

我不认识那天晚上带班的主治医师，他当晚算是临时倒班，我们大家都不认识他，但我看了看夜班的护士，她看起来也很不安。所以我冷冷地建议说，没有必要再抽血了。

"我们还没有抽到。"那位正在准备抽血的住院医生说。

"她已经快要去世了，"我回应说，"抽血检验并不会对这种状况有什么改变，你要这些血没什么用。"

"但她还没有死啊，可能我们还需要抽一些？"

这也许是一个真诚的问题，但随着谈话的继续，我平静的询问最终转了方向，变成了愤怒。

"这取决于你，但如果病人是我的祖母，我觉得不应该这样。如果这是你的祖母，你还会这样做吗？"

我非常确定，自己当时提高了嗓门。病房里一阵沉默。他没有回答我，但他停住了，我离开了病房。

我并不是想过分夸大这种眼看病人死去时，心中承受的压力，但己所不欲，勿施于人，对于你至爱的人，你可能不希望他们以这种方式度过生命的最后阶段。这足以让你产生戒心，足以让你生气，也足以让你用愤世嫉俗的态度作为一种自我防卫的方式。有一天，类似时刻的压力又让我对一位同事感到愤怒，不过，后来的事情证明，他可能是我那天遇到的最善良的人。

在一个星期六的下午，入院的病人络绎不绝，病房和急诊科都在苦苦挣扎，还有很多在周末来不及处理的出院报告。急救车载着一位70岁出头的男子向医院赶来，病人倒在了人行道上，发生了心脏骤停。

病人来了，绑在担架上，戴着插管和呼吸机。在救护车上，他的心脏已经重新跳动起来，他仍在挣扎着维持自己的血液循环。刚到医院，病人的心跳又一次停止了，所以我们又进行了心肺复苏，心脏又恢复了跳动。在接下来的一个多小时里，我们控制了病人的血压，监控病人的呼吸，又勉强挽救了两次心脏骤停。当病人的病情最终稳定下来时，我们把他送去做头部、胸部、腹部和骨盆的CT扫描，第一批图像就显示出大脑和颈椎脊柱损伤，很明显，病人存活的时间不会太长。

我们并不知道他的名字，警察找不到他的任何亲属，他的口袋里只有几把钥匙、一些硬币和一张牛奶收据。我们把所有这些东西连同从他身上剪下来的灰色裤子和深绿色套头衫，以及他的手表，都放在一个塑料袋里。没有电话，没有钱包，只有这个没有名字的垂死的人。当他还在插着管、戴着呼吸机的时候，我和急诊科的医生开始为他寻找一个合适的辞世地点。死亡是不可避免的，如果条件允许的话，熙熙攘攘的抢救室不是度过生命最后时光的理想场所。这个没有名字的男人躺在两扇门之间的手推床上，围帘几乎不能遮住整个隔间。

　　急诊科的医生想预定主病房边的一间侧房，但没有空余的地方。有人说最好把病人送到内科重症病房。我的同事打电话给那边的病人流动管理员，请求紧急安排一间侧房。在这个冲破万难的星期六下午，他们确实有一个房间，我深受鼓舞。但是，对方告诉我们，他们现在还不能把病人接走。

　　我生着闷气，抱怨着那位管理员。等待的时候，我的烦恼升级为愤怒，然后是绝望，我坐在那儿，无助弥漫在我身边。我看着病人，仍然希望我们能找到一个更舒适的地方，让他度过最后的时刻，不要让一切来得太迟。

　　过了一会儿，那位管理员来到了抢救室，她是一名护士，赶到时很匆忙，表达了对延误的歉意，并解释说，她想要确定一名工作人员，可以在病人死亡时陪伴在他身边。所以，她带来了一位护理人员和一张床。她问我是否可以等到为病人擦洗干净，并从手推床上转移下来之后，再给病人拔管。然后，她把病人推到了房间里，我的愤怒变成了感激。路过时，我看到那位护理人员不仅握着病人的手，还把手机放在了病人身边的枕头上，播放着莫扎特的音乐。

　　我在这种情境中感到的愤怒，仅仅是对某种特定状况的愤怒，而不是针对某个人。我试着记住这句话：没有人想要故意搞砸自己的工作。在时间和资源都非常紧张的医院情境下，既要处理临终关怀的问题，又要考虑到越来越复杂的法律伦理框架，真的并不容易。而且，我并不是唯一一个在乎这些问题的人。

　　话语是如此重要。只要合乎语境，我可以自由地遣词造句，但在对话中，这些话通常只意味着你交谈的对象所理解的意思。在我当医生的第一年，有一次，我坐下来向一个大家庭解释他们年长的亲属即将去世的消息。我告诉他们，我们将会开启临终关怀的路径（pathway），主要关注病人的临终护理，优先安排那些能够帮助病人度过生命最后几天的事项。谈话结束后，我离开了这家人，大约20分钟后，我回来查看病人情况。

　　"你已经开始这个过程了吗？"病人的儿子问道。

　　"这个过程？"我很困惑，但尽量不表现出来。

　　"是的，"他回答说，"我的意思是，现在她已经在这条道路上了，你已经开始让她死亡了吗？"

　　病人的儿子认为，我在促成他母亲的死亡中扮演了某种积极的角色，想象一下，当我意识到这个问题时，我的恐惧感有多强。

　　我没有说过这样的话。嗯，至少在我看来，我没有说过这种话。我坐下来，又开始了与病人家属的谈话。我不会再说"路径"这个词，至少说到死亡的时候，不会再用这个词，它有着错误的捎代意涵。

　　在工作中，让我生气的往往是一些言辞："坐轮椅的"（wheelchair-bound）、"稀里糊涂的"（poor historian）和"精神错乱的"（demented），这些言辞真的会让我生气。如果你当着我的面说这些话，你会看到我抿起嘴唇，无法隐藏自己的不悦，尽管我知道，这种表情常常会引来对方愤怒的眼神。我知道这会引起反感，老实说，有时回头审视自己的表现，我也会有同样的感觉。

有一次，我在照顾一个病人，他的护理需求原本是出院护理，但是后来转变为支撑生命最后阶段的护理，也就是所谓的临终关怀。晚上交接班时，我注意到交接资料中把这个计划描述为放弃护理，这些资料通常由资历较浅的初级医生定期更新。

出于本能，我无法忽视这一点，立刻插话道："用个别的词，把这个词替换掉。"

那些低年资的初级医生抬起头来，其中一个冷漠地回答："你想让我们说什么？"

答案是，任何情况都不意味着我们不再关心一个即将去世的病人，还有一个问题："为什么我们不能这么说？"他们说得有道理，这些词语的变化并不能真正改变我们对病人的照护情况，我知道这一点，但这些话语仍然很重要。你可能会想，既然我的工作是照顾那些病情危重的病人，我为什么还要为用什么词这种小事费心呢？

如今，为小事而焦虑并不是什么新鲜的事情。当你说某个事情只是件小事的时候，我会突然觉得有一种压力，就是赶紧让这件事过去。我常常认为，把"小"这个词与某些事联系起来，是一种不太公平的暗示。我们被教导要重视细节，但不要为小事而烦恼。到底在什么情况下，一件事情的规模能够引人关注，又是在什么情况下，应该把它完全抛到脑后？

作为一名医生，我努力记住的一件事是，我与病人的每次会面，对病人的意义几乎总是大于对我的意义。这意味着我不得不承认，我对小事的判断能力很差。就此来说，似乎有一个简单的答案，就是在表达自己的话语时，要在乎他人心中的感受。我就曾经被医生的话伤害过。一位初级医生让我怒火中烧，他毫不用心地在我哥哥的 X 光检查申请单上随意涂鸦，"坐轮椅，脊柱裂[1]"。听着像坐轮椅是需要拍 X 光的一种指征，也根本不管我哥哥并不是脊柱裂。当然，不管医生在那张小小的黄牌上写的是什么字，我哥哥终究要照 X 光片，最终的那张 X 光片都是一样的；但作为病人的亲属，这种心不在焉的态度对我触动很大。所以，我很在意这些小事，我会考虑自己所说的每句话给病人带来的感受。

　　一天晚上，我需要去看一下格雷格（Greg），他人过中年，患有复发性并已经转移的胰腺癌。内科主治医师在午夜给我打电话，说格雷格得了败血症，已经到了需要考虑给予血压支持的程度。她向我解释说，病历记录中没有任何内容表明，治疗团队或病人对救治的优先事项有什么想法。接触病人最多的肿瘤学团队没有在白天工作时间提出抢救或升级到重症监护的问题，这给我造成了很大不便。而当我查看电脑系统的记录时，我看到了最近的临床记录，其中提到他们已经和病人沟通了预后非常不理想的情况。记录中提到，病人当时极为悲痛，我想这一点已经足够了，我明白了应该怎么做。

---

[1]　先天性椎骨背侧闭合不全。——译者注

我跟主治医师说这就过去，但也问她是否可以打电话到肿瘤科医生家里，讨论一下他们对格雷格护理情况的看法。当主治医师还在打电话的时候，我来到了病房，开始翻阅病人的病历记录。在前天最初的入院记录末尾，我发现了一行字：如果需要，我希望进行心肺复苏和人工换气。

我意识到，护理计划并没有完全跟上格雷格病情的发展，病历记录中的那句话并不好理解：如果需要的话，希望接受心肺复苏和人工换气。

什么需要？这个问题并没有上下文语境。也许是生存需要？我们是否给了这个人一次生存的机会？

在《哈利·波特》的世界里，有一种东西叫作厄里斯魔镜（Mirror of Erised）。厄里斯（Erised）是"欲望（desire）"一词的倒序拼写，意思是你站在镜子前，镜子能够返照出你内心最渴望的东西，你会看到自己梦想中的生活。如果格雷格站在那面镜子前面，他会看到什么？我觉得，并非只有那些直觉最强的人，才有资格对这个问题进行猜测。

严酷而不可动摇的事实是，他很快就要去世了。当然，生命结束的问题需要讨论，但我们有没有问过，他是不是想活下去，或者说我们有没有问过他，他想怎么死去？

我见到了病人。他穿着短裤和深绿色的 T 恤，躺在一张平整的床上。他看上去非常安详，根本不像病得那么严重，但他的表情充满失望，甚至与周围的一切都疏远了。当我回到护士站时，主治医师已经结束了与治疗团队的通话。她告诉我，团队认为升级到重症监护不是一个合适的选择，他们会和病人讨论目前的情况，所以我就离开了。

这样的故事让我对一个问题深表怀疑：对诸如心肺复苏术等一些潜在的可能挽救生命的治疗方法进行立法是否合适。我常常在想，这些立法措施是否起到了预期的效果，它能够让我们更好地讨论和处理重要的临终问题吗？还是让我们仅仅因为害怕，所以不得不站在法律规定的一边？我们抓住了问题的症结吗？当一个病人因为转移性胰腺癌的并发症而进入急救室时，我们感到有义务遵循某种约定，严肃地分析升级治疗方案的可行性及局限性。

我们究竟是该问，你想活下去吗？还是该问，你想怎么死去？

这根本不是一回事。

我大概能记清楚，自己究竟和愤怒的病人打过多少次交道。有时，这种愤怒来自一种明显的病理原因，比如一位遭遇了交通事故的 20 岁的年轻人，他的肺部有一些挫伤，肋骨多处骨折。肋骨受伤意味着他很难呼吸，而肺部的挫伤导致肺功能受损，无法将氧气输送到血液中，结果他出现了脑缺氧。当你的大脑缺氧时，你很可能变成一个愤怒的人。他告诉我，如果我想让他不省人事，他马上就会发现，然后杀了我。很明显，他已经丧失了心智能力，我确实让他不省人事了，然后给他戴上了呼吸机。这无疑是一种对他最有利的选择。几天后，他醒了过来，情况有所好转，据我所知，他没有任何想要谋杀我的冲动。

重症监护室是精神错乱的"温床"。你可能是世界上最温文尔雅、最正直的绅士，但当重症监护的陌生环境与你错乱的生理状态相遇时，你可能会把水杯扔到房间另一头的护士身上。我曾经不止一次地四肢并用，爬到病床后面，偷偷地给大喊大叫、暴怒和神志不清的病人注射抗精神病药物，只是为了防止他们对自身造成严重的伤害。

我还曾被一位患有老年痴呆症的老太太吐口水，她认为我是在阻止她坐公共汽车回家；还有一名男病人给了我胳膊一拳，他很害怕，不知道为什么膀胱里会有一根导管；还有一位病人用步行架打我的腿。这种愤怒无可厚非，有时甚至有点滑稽可笑，但重要的是，要记住，我们看到的很多愤怒，即使是患有老年痴呆症的病人表现出的愤怒，也不过是为了表达某种需求。

这种经验是杰克（Jack）的故事教给我的。杰克把他的回忆装在一个皮革制成的棕色小相册里，或是夹在腋下，或是放在床边或口袋里。他患了老年痴呆症，不能再住在自己的房子里了。他最初是因为流感才来到医院的，但在他康复后，尽管社区已经安排好了合适的护理人员，他还是又在医院住了几个星期。

杰克遵循着自己的作息时间。有些病人正好处于一个断层，他们没有严重的疾病，但也没有合适的地方可去，杰克就是他们中的一员。所以我们试着去适应杰克的生活，我们习惯了他有点喜欢睡懒觉，我们会让早餐车再等一等。杰克成了病房里的"钉子户"，我喜欢和他待在一起。当他说话时，眼睛里仿佛有一道光，总让我觉得自己会听到一个谜语或笑话。他让我想起了爷爷，当我不太忙的时候，我会试着坐在他旁边，让他给我讲讲相册里老照片的故事。

有一天，当我坐在护士站写病历记录时，杰克拿着一个塑料杯走了过来。砰，砰，砰！他开始不停地用杯子敲打柜台，噪音在狭长的病房走廊里回响。

"能不能别敲了，杰克？"我抬起头问道。他拒绝了。实际上，他说了句比"不"更没有礼貌的话，然后直白地告诉我，做好自己的事。

砰，砰，砰！杰克用尽全力把杯子砸在桌子上，声音更响了。我问他，是否愿意和我一起去散步，同样被骂骂咧咧地回绝了。砰砰声越来越响。

坐在我旁边办公桌的一位同事把椅子转了过来，平和而安静地问："你为什么要发出那种声音，杰克？"

砰砰声停止了。

杰克停顿了一下，然后认真地回答："我正在给别的船发送求救信号。"

"哦，真的吗？"同事问道，"如果他们赶来救我们，你认为我们的小医院能够容得下那么多船吗？"

"我不知道。"杰克回答，他笑了笑，停了下来。同事给了他一把椅子，杰克放下杯子，他们继续聊天，而我的同事还在同时做着手头的事，敲一份出院通知书。15分钟后，他们还在谈天说地，话题已经转到了20世纪50年代英国的经济和移民情况。

杰克的愤怒实际上是一种正当的需要，甚至在没有神经系统疾病的情况下，当人们用愤怒来掩饰更为复杂的情绪时，往往也会发现新的自己，我所遇到的病人和家属中不乏这种例子。如果病人和医生在每次谈话开始时都能真正了解对方的目的，那么医学也许能变得简单得多，但现实的情况并非如此，我们必须在前进的道路上尽力增进彼此的了解。

有一次，全天的所有工作都进行得顺顺当当，马上就要完成了。安安静静的时光并不会让人觉得无聊，碰到这种时候，你可以在晚上溜出去，到咖啡店买杯热巧克力。不过，这一次，就在我付钱的时候，实时呼叫机响了。我确认接收这位转诊病人，在我放下电话之前，转诊的医生匆忙补充了一句："只是给你提个醒：他的妻子脾气可不小。"

我叹了口气，但至少我喝了杯热巧克力。

当我回到医院时，外科主治医师回述了病人的糖尿病、多发性糖尿病足溃疡和高血压病史。现在，病人的腿需要截肢，他已经出现了败血症，情况紧急，但他拒绝手术。如果病人接受手术，手术后可能会很不舒服，所以治疗小组问我们，是否可以在术后对病人进行重症监护。

我喝下了最后一口热巧克力，注意到病区里一位初级医生看上去好像很开心，好像可能会有一场好玩的热闹可看。"你要进去看看他们吗？"他扬起眉毛，把头转向病房中的病人。然后他对我笑了笑，说："我要在这里等着，看看你从病房走出来的时候脸上的表情。"似乎每个工作人员都和那个生气的妻子打过交道了。

"好的，"我坚决地说，"我要进去看看，尽量不让自己生气。"

病人叫戴维（David），70多岁，倚在床上。他的妻子坐在床边的软垫椅上，面带愁容，和她的丈夫面对着同一个方向，床边空间有限，没法把椅子转到另一个方向。我拉上病床周围的围帘，绕过他们的病床，溜进了床和窗户之间狭窄的过道。我依次向他们两人作了自我介绍，然后开始了我的"破冰之旅"，很庆幸那天没有其他工作的压力。戴维给我讲了入院前几周大概的病史和症状，还向我解释说，他的妻子一直在照顾他。然后我把谈话引向了截肢的治疗计划，以及他是否可以接受手术后进入重症监护病房。他重申，他一开始就不同意做手术。

我不知道你是否会感到惊讶，但是我必须承认，血液和内脏的手术几乎不会让我感到困扰，但从心理上来说，当我想到自己的一条腿会被切除，然后被扔进医疗废物箱时，难免会有些痛心。完全可以理解，任何人都很难做出这种选择；而且，可以理解的是，对戴维来说，他可能很少考虑这是一种断腿求生的措施，而是会将其注意力放在如何应付之后的生活上，那就是，只有一条腿的生活。

他的妻子经常翻白眼。我试着与她进行积极的眼神交流，同时让自己的注意力集中在戴维身上。当我说话时，她对我发出嘘声，最后打断我，告诉我医生们做过的许多粗心的事情。她很清楚地告诉我，在她看来，医生都是一样的，没有人能正确地完成自己的工作。我听着，提醒自己不要生气，现在还不是上钩的时候。

所以我的初步判断是，确实，他的妻子脾气很大。另外，戴维似乎也心事重重。

我继续给戴维做着检查，他也继续毫无条理地谈论各种问题，比如吊具和护理，以及他们的儿子现在住得太远，无法回来帮忙。我几乎完全失去了谈话的思路，这时我听到了一句让我怔住的话："……我妻子也可能不会再来了，是吗？"

"是的，"他的妻子坚定地回答，"我只能在自己去世之前待在这里照顾你。"

我停下来，抬头看着他的妻子，然后试探性地问她说的是什么意思。妻子的回答仍然带着轻蔑和鄙夷的语气。简言之，她被诊断出了晚期癌症，而她的预后存活年限还不到一年。

我看着那个愤怒的女人，感到我的下一次呼吸中充满了这对夫妇不得不面对的残忍和悲伤。我不仅与一位病人站在一起，他面临的决定将永远改变他在这个世界的生存方式，而且还与一对即将失去彼此的夫妇站在一起，和一个正在与自己的疾病做斗争的女人站在一起，她知道自己将不得不离开她的丈夫，并因此而感到愤怒。

当我走进房间的时候，我对病人妻子的暴脾气既担心又害怕；但当我离开病房的时候，我一点也不害怕她的行为，我甚至不能谴责这些愤怒。

在不得不服从某些安排的情境下，也许正如查尔斯·兰姆（Charles Lamb）在他的诗歌《愤怒》中所写的那样："触景生情的愤怒，可能是一种恩惠。"[1] 如果说，我对其他的医生有什么建议的话，我想可能是这样的：有时候，他们应该留存一些让自己去咆哮的精力，一点点就够了。

---

[1]　*Anger* by Charles Lamb, unknown date.

厌恶（Disgust）

世界上永远存在着美丽与厌恶、伟大与卑鄙之间的奇妙平衡。

——拉尔夫·沃尔多·爱默生（Ralph Waldo Emerson）[1]

---

[1] *The Conduct of Life*, Ralph Waldo Emerson, 1860.

一般来说，很多你认为可能会令我反感的事情，我可能根本不会注意到。我在医院中学会了应付大多数难闻的气味和不舒服的感觉。我已经习惯了这样一个事实，如果一个病人大量出血，他的血液就会凝结，如同闪闪发光的果冻一样，然后会掉下来，闻起来有点像从肉店里买的鲜肉的味道。当我守在一个头部中枪的男人身边时，鲜血从他的伤口中不断涌出。血从我压在伤口上的纱布里渗出来，从我的指缝里滚过，从我的手套上往下滴，一直滴到我的腿上。我能感觉到血液的温度，它浸透了我的工作服。我把前臂护在他头的两侧，让他保持不动，血溅在我裸露的皮肤上。抢救负责人让我把病人的后脑勺抬起来，这时，一块已经凝固的血块从后脑勺上掉了下来，"啪嗒"一声掉在地上，溅到了我的鞋子上。

血的味道让我的记忆回到了 15 岁的生物课上，我穿着实验室套服，面前摆着一颗猪的心脏，我手里拿着手术刀，坐在我旁边的女孩一直在呻吟，因为她甚至不喜欢切生的鸡胸肉。当时的空气中也有同样的气味，那种生肉的味道。在学校时，我们必须自备生物课解剖用的动物器官。我妈妈会从肉店订购，而我则用塑料袋把这些东西装到学校。有一次，我把一颗牛眼球落在了厨房里，后来妈妈把它送到了学校。午餐的时候，我去接待处取这个东西，眼球放在柜台上，装在通常放碎牛肉的那种透明袋子里。工作人员们明显对这个眼球避之不及，他们看上去都非常厌恶这个东西，并疯狂地做手势要我赶快把它弄走。

我也可以忍受检查便盆上的黑色粪便时所闻到的恶臭，这样我就能确定那确实是黑粪症所造成的。深色粪便和黑便之间的区别在于，黑便是由上消化道大出血进入结肠引起的——如果是黑便的话，除了明显的气味，粪便应该是黏稠的，就像焦油一样。

给病人吸痰时，你深吸一口气，看着蛋奶色的痰液冒着气泡从气管导管里慢慢流出，会有种莫名的满足感。当然，我也能够忍受打开痰罐盖子这种令人不快的过程，根据痰液判断一个支气管扩张的病人是否需要抗生素。面对难闻气味时，窍门是用嘴巴呼吸，但这其实有点违反本能，因为当你面对梭状芽孢杆菌腹泻的恶臭时，你最不想做的事情就是冒险张开嘴去品闻这种味道。我还要提醒你的是，不建议你在给病人脱衣服的时候使用这个技巧，例如一些慢性腿溃疡患者。解开绷带的时候，即使臭味越来越重，你也必须为揭开最后一块纱布做好准备，当它揭开时，会扬起一层白色的皮肤鳞片和碎屑。这时候用嘴呼吸显然极不明智，我已经吸取了这一惨痛的教训。

还有我们的手指需要接触的地方，给病人手动排便时留下的深刻记忆一直难以磨灭。还有各种关于血、脓、痰和气味的故事，这些都是老套的可怕轶事。然而，说真的，这些都是我已经习惯的经历，尽管它们听着可能很有趣，但与那些至今仍然会让我倒胃口的事情相比，这些事情就显得太微不足道了。

想想听到病人胸骨断裂的声音。没错，骨头的断裂声。当你进行心肺复苏时，肋骨在你的手掌下发出空洞的嘎吱声。当你按、按、按的时候，胸腔的张力转移到你的手掌根。"做得好！"自动除颤器会发出提示的声音，这声音大概有种鼓舞人心的声调，因为它不知道你在折腾谁的躯体。然后你停了下来，有人摸了摸病人的脉搏，脉搏恢复了一些。

但你最终还是离开了，抢救团队认为，病人并不会从重症监护中获得什么实质性的帮助，这可能是在心肺复苏之前就已经确定的事实，病人还是去世了。

"他叫什么名字？"另一位医生问，你回答说，你其实并不知道，只能低头看看病人的腕带。你想要一个枕头，护士告诉你抢救室里没有枕头。她找到一条毯子，卷在了病人的头下。

我可以用几种不同的方式来讲述这个故事，但目前你已经知道，这其实是很多人的故事。我可以把这些故事修饰得更丰满，添加更多细节，但当我重温这些案例时，我通常不会这么做。有时候我的回忆就是这么简略，因为我对自己非常厌恶，我回想起那位病人的骨头在我的按压下发出的断裂声，我回想起自己得知那位病人已经去世的感觉。我记得我意识到，自己可能并不是在帮忙。

当病人最后一次呼吸时，呈现出几块支离破碎的胸骨轮廓，这种图像本身可能不会让你感到恶心，但想象一下，这是你亲手造成的后果。想象一下，是你的手用力去完成这个任务，而现在你眼看着这一切发生——尽管这位病人经历了这种胸骨断裂的痛苦，但他仍然走向了生命的终点。你应该对此感到恶心。正是在这种情况下，我对莎士比亚（Shakespeare）的《麦克白》[1] 产生了

---

[1]　*Macbeth*, Act II, Scene II, William Shakespeare.

共鸣，麦克白哭着说："伟大的海神所控制的汪洋大海，能够洗干净我手上的血迹吗？洗不干净的，我的这只手会把无垠的大海染成殷红，把碧绿的大海染成殷红。"我不知道，我是否会在这些场合悲伤地看着我的手，然后背诵莎士比亚悲剧的台词，这可能会引起一些变化。很有可能发生的情况是，我会被告知让自己清醒一下，然后被安排几天压力休假。

即使过了这么多年，停尸房的气味仍然让我觉得恶心：那是福尔马林的味道。福尔马林是甲醛与水混合后的溶液，主要用来保存尸体或其他生物标本。我难以清晰地描述那种味道，但它的气味确实很大；如果我愿意，我可以在任何时候回忆起来，简直刻骨铭心。吃肉的场景更容易激发起我对那种气味的联想，出于某种原因，吃三明治火腿的时候尤甚。我记得有一次自己正在吃肉，突然回忆起停尸房的气味，这足以让我放弃午餐，或者至少改吃素食。让我反胃的并不是对死亡或尸体的恐惧，而是那种难以名状的冷餐肉套餐，闻起来像是停尸房中的福尔马林和大量尸体所散发的味道。

通常去停尸房的时候，我都是去检查一下，确定需要火化的尸体。我会按门铃，对讲机里有人应答，我会回复一些惯用的回答，比如"安排火化"（Crem Viewing），然后警卫会开门让我进去。我告诉他自己想要找的名字，抬头看看冰柜抽屉的长面板，每个抽屉都标着不同的人名，也包括婴儿和小孩。对于那些根本没怎么经历过世间生活的小生命来说，牌子上只写着"宝贝"和他们的姓："史密斯宝贝"（Baby Smith）、"布朗宝贝"（Baby Brown）、

"沙阿宝贝"（Baby Shah）。我也会看到我照顾过或认识的病人的名字，还会读到那些我经常见到的名字——他们在冰柜里待的时间比一般人长得多，因为他们的家属一直没来，更没有安排葬礼。

抽屉高4层，宽约10列。铺满了一面墙，当我想要找到的那具尸体被拉出来时，有时我不得不借助一个可移动的金属楼梯，才能爬到那个高度。在楼梯上，我可以环顾上下左右、四面八方，看着所有那些堆积在冰冷的空气中的尸体，它们有着同样发黄的皮肤、凹陷的眼睛，覆盖着医院用的白色裹尸布。我把手放在尸体的胸前，做了必要的心脏起搏器检查，这些起搏器基本上已经失效了。当一具尸体要被火化时，我和另外两名医生会签署一份表格，证明我们已经检查过尸体，并确认没有任何可能引起爆炸的金属装置。心脏起搏器和内部除颤器可能在火化时爆炸，所以需要确定这些设备已经从体内被移除。这种检查其实意义不大，因为我为每位病人都做过胸透或其他影像检查，那些检查报告会显示病人有没有携带这些装置。而且很幸运，因为能和停尸房的技术人员一起工作，他们也会进行这项检查。

死去的病人穿的一次性白色裹尸布有带褶边的领口，让我想起了唱诗班男孩的衣服。从医学的角度来看，我总觉得这是一种奇怪而不搭调的类比，试图把一种像医院里的死亡这样有规律的东西，与某种天上的、神圣的东西联系起来。

说到停尸房的时候，我的脑子里没有一个合适的地方可以轻松消化这种景象，一层又一层的尸体堆积在一起，垒成了好几层的停尸床。

当阑尾脓肿的脓液释放到手术室的空气中时，我会感到恶心，这其实是一种本能反应。但被病人的主观因素恶心到，则完全是另一回事。

我愿意相信，如果一个人真的尊重人类复杂的处境，那就不可能对另一个人感到完全、纯粹的厌恶。在我看来，生活太过复杂，令人恶心的事情层出不穷，但我们都有一套自己的道德标准，以及一套判断他人生活选择的评判框架。或者，更准确地说，我们的想法只是一种"选择"，而不是某种可以强加于别人的必然规则。对于这种观点，我并没有什么疑问。

我能回忆起那些考验过我的事情。正如我在之前提到的，我一直不太喜欢听到"斗士"这个词，这个词常被用于描述病人经历的任何疾病。让我烦恼的倒不是面对生活变故的积极心态，也不是想让自己变得强大的意涵。我的不满在于那种现有的叙述，即无论你选择如何生活，甚至最终选择死亡，总是和失败相关。死亡会被当作一种失败的选择，或者说是一种不作为。对我来说，在大多数情况下，"斗士"是一个相当空洞的词。我可能更偏爱"他们喜欢读书"这样听上去温和些的话语。

事实上，我更希望别人告诉我，我的病人喜欢阅读，或者在公园里有他们最喜欢坐的凳子。这是我能提出的有益建议，至少可以在陈述中加入这些信息，而且我强烈主张关注病人的叙述。如果我病了，医生想要了解更多疾病以外的信息，我会告诉他们，我喜欢书的味道，我喜欢吃黑巧克力，有时一想到会患上重病就会恐惧，而大多数时候，我能自己应付这种焦虑；或是告诉他们，我跳过几年的爱尔兰舞。我可以告诉他们任何事，除了"我是一名斗士"。

一天，我和三位顾问医师以及病人的朋友站在病房外的走廊里。病人很年轻，30多岁，靠在枕头上，神志不清。她的脸颊瘦削、凹陷，我甚至觉得，如果我让她在没有支撑的情况下抬起自己的头，她的脖子可能会在重压下折断，头会滚落到地板上。她的头发很稀疏，肘部看起来很大，与她的身材并不相称，这让我想起更早些年的一个晚上来到急诊科的另一个病人。他50多岁，骨瘦如柴，最终死于癌症。当我走近他的那辆手推床，想跟他说话时，他慢吞吞地呢喃着，问我是否介意在谈话时把他的头扶起来。我站在他旁边，一只手垫在他的脑袋下面，举的高度刚好能让他在说话时清楚地看到我。这可能是病人让我为他们做的最微不足道的事情，但如果把像他这样的病人的经历简化为他们不够坚强，所以无法生存，我完全不能认同。

就此刻在病房里的年轻女病人而言，重症监护确实有可能帮助她好转，这样如果从最乐观的估计来看，她还能活一年，甚至稍长时间。但是，治疗的负担是巨大的，我们也许只能把她连在机器上，一点一点地宣判她的死刑。

上午大部分时间，顾问医师们都在反复讨论：什么是正确的选择、最合适的选择，或最善良的选择？病人想要什么？

我们并不知道。

没有任何家庭成员可以进行沟通，但早先病人的意识更清楚的时候，她把朋友指定为近亲，可以代她同医生讨论治疗方案。当有人向这位朋友告知最新的病情进展时，我都会看到远处病人柔弱的身影。我听到这位朋友说，他能理解这种情况，并平静地补充道："看，这并不奇怪，她并不是一位真正的斗士。"

在此之前，我从来没想过有人会对我说这种话，我也专门判断了一下自己是不是准确地理解了这句话的意思。

然而病人的朋友又说："她就是没有那种斗士的气质。"

这些话让我哑口无言。老实说，我感到既厌恶又不舒服。我意识到，我本来已经非常讨厌这个词了，但居然还有比仅仅听到这种乏味空洞的表述更糟糕的事情，它实际上是一种对垂死病人的负面评价。在我心里，一种防御性的报复念头开始沸腾。但我知道，无论如何，我当时的想法都无关紧要，所以我保持了沉默。

最后，我们决定将病人转入重症监护室，她的病情好转了，比我们预期的速度要快。当她拔管时，医疗团队开始讨论未来几个月的治疗计划，谢天谢地，她可以亲口告诉我们她想要什么了。她说，她想要回家，尽可能舒适地度过剩下的时间，但不要增加治疗或干预。她想要减轻些痛苦，于是就出院回家了。我再也没有见到她的那位朋友。

作为一名医生，我必须确保在与患者互动的情境中，尽可能不让厌恶成为我的立足点。我不苛求什么完美的状态，这种厌恶的反应，很大程度上是出于自我保护。简言之，采取厌恶之外的任何其他行为方式，都会让我的工作变得更加难以应付。

当我还是急救病房的一名新医生时，三名狱警带着一名犯人进了医院，他的头部伤口并不复杂，只是需要缝针。狱警告诉我的上司，由于病人极端暴力的天性和面对男性时的惯常行为，如果能让一位女医生给病人看病，且不要表现得跟病人"太亲切"，会对他们的工作有所帮助。我被选中了。

我最初的问题是：为什么他们要选择医生的性别呢？但在有了这个想法后不久，我发现自己经常很乐意去帮助女病人，因为这样或那样的原因，女性病人提出想找一位女医生，并非出于什么恶意。她们可能是因为家庭暴力受伤而寻求帮助，也可能告诉我她们在处理亲密关系方面有些问题。我对这些女病人找女医生的想法没有任何反感，为什么现在会觉得反感呢？

在我去见这位暴力罪犯的路上，我在想，他的生活到底发生了什么，让他沦落到现在的境遇：他犯了什么罪？但当我走进病房时，我的首要想法是要面对这项挑战，证明自己有能力与这位囚犯病人建立一种富有成效的关系。他已经被司法系统审判过了，那个系统就是为了惩治犯罪而存在的；而现在，应该把重点放在我的目的上了：做一项神经学评估，缝合他头部的伤口，然后送他离开。

说到情感，我绝对不是机械呆板的人，但我有工作要做，也有相应的"规则"，包括我在毕业典礼上庄重宣誓的《日内瓦宣言》中的内容：

我将患者的健康和幸福置于首位。我将不容许年龄、疾病或残疾、信仰、民族、性别、国籍、政治立场、种族、性取向、社会地位或其他任何因素干预我的职责和我的患者。

想想上述所有这些方面或"任何其他因素"，我觉得，要求医生履行对病人的职责，而不涉及任何因素，算得上是一种有点可笑的古老观点。医学专业人员要经历大量的考试，其中很多是多项选择题。我们有一个假定的经验法则，即如果一个选项包含了某种永远或总是不会改变的东西，那么它就不太可能是正确的选项。这是因为它不太可能与我们对医学和疾病的认识相一致——必须始终留有怀疑或改变的余地。在医学上，事情几乎不会"总是"怎样，也不会"从不"怎样。

因此，我确实会尽量避免对病人的背景产生反感，但有时，这也确实是一个得经过反复思虑的过程。

有一次，我照看一位犯有强奸杀人罪的男性罪犯，他杀害了一位与我年龄相仿的女性。在去见他之前，我偶然听到病区里的一段闲聊，才知道他的背景。如果从说闲话的角度看，我的同事们很让人反感，但他们并没有在病人面前说。他们并不是站在会诊的公共空间里闲言碎语的，那个空间要求你确确实实地把自己的注意力锁定在病人和医护人员之间的契约上。

带着这个新的、不太讨人喜欢的背景信息，我走进了他的房间，坐在他床边的椅子上，给他做腰椎穿刺。我征得了他的同意，解释了整个过程，先是轻轻地摸了摸覆盖在他脊椎上的皮肤，然后更用力了一点，在他椎骨之间的空隙之上压出痕迹，我感觉到了他皮肤的温暖。我一只手放在他的臀部上方，另一只手用酒精擦拭他的皮肤，然后完成了局部麻醉的注射。从表面上看，每一步都和我平常完成这项工作时完全一样。做完局部麻醉后，我问他是否感到疼痛。这其实是一种挑战：像对待其他人一样对待这个杀人犯。

这是否意味着我对他一点也不反感？如果我仔细审视这一问题，我想我一定感到了某种排斥，否则现在就不会回忆起这件事了，也不会想起自己有意要像对待其他病人一样对待他。如果我心里毫无波澜，那么我表现出的具有人文关怀的一面就算不上什么经过深思熟虑的行为，也根本不值一提。

当我们在媒体上看到有关犯罪或家暴的报道时，我们会对这些事情有自己的判断。然而，所有工作在医疗卫生一线的医护人员都知道，在工作中，通常情况下，无论是治疗那些你认为可能是罪犯的人，还是治疗家庭暴力受害者，都没有给你留下多少表达个人情感的空间。

玛格丽特（Margaret）50 多岁了。她的头发又干又卷，盘在头顶上，不论从哪个角度看，她的脸都显得疲惫不堪。她的皮肤略带灰色，由于吸烟，嘴唇周围有一圈皱纹。虽然天气暖和，但她还是在黑色紧身牛仔裤外面，套了一件厚厚的米色羊毛开衫，长及膝盖。她来急救室是因为一直咳嗽，胸部疼痛。她还向我透露，丈夫经常对她很粗暴。我建议她在急救室待上几个小时，这样我们就可以完成 X 光胸透和其他一些血液检查，玛格丽特惊慌失措地告诉我，如果她不马上回家，丈夫就会来找她。我向她解释说，有一两个比较令人担忧的因素可能会引起她目前的不适，我需要排除，这也是她来寻诊的目的。当然，我也为她所说的家庭暴力提供了帮助，一位资深护士也做了同样的事情，我们给了她避难所的电话和求助热线的号码。我们给她提供了一些选择，但你不能强迫一个成年人接受帮助，你可能会觉得我们的做法并不高明，但一个人做出选择所依赖的是健全的心智能力，决策的智慧并非必要因素。

玛格丽特住进了病房，由于是周末，给她安排检查的时间比我预期的要长。我去病房向她保证不会等太久，但她告诉我一切都太迟了——她丈夫已经打电话来接她了。她告诉我，丈夫到的时候她就要出院了。我问她自己的想法，她说自己别无选择。

她丈夫来的时候，我正要离开病床。他穿着一件开领衬衫和一条藏青色的休闲裤，看上去很精神，似乎有一份正式的工作。在和玛格丽特离开医院之前，他在护士站外找到了我。他还没走到跟前，我就站了起来。他在办公桌前停下，靠在柜台上，压低声音对我说，如果他再看到我干涉他的家事，就会收拾我。

在工作中感到这种恐惧令人非常不舒服。表面上，我很清楚地告诉他，如果他再那样对我说话，我就会叫警察。而内心里，我其实很难受，不知道他是否知道我的住址，是否知道我的车停在哪里。我感受到玛格丽特在家庭生活中所受到的威胁，也许强度只有千分之一，却足以让我无法忍受。我无法忍受玛格丽特在这样的处境中生活，于是我告诉了顾问医师，告诉了护士长，给我们的安保团队打了电话。但他们的回答与我已经认识到的完全一样：我们可以给一个具有心智能力的成年人提供世界上所有的信息、建议和选择，但我们不能强迫她如何去做。

玛格丽特跟丈夫走了，我敢肯定，她的境遇没有改变。如果有人问我，在那次遭遇之后最主要的体会是什么，我想，我有一种最接近绝望的感觉。我遇到了玛格丽特，她的生活本来不应该是这样的，而我却无法帮助她。我已经习惯于把自己的感受集中在能够给别人提供的帮助上——这些帮助总能让我感到舒适而心安。

总的来说，我认为，对一个人的评价，不应该是千篇一律、板上钉钉的，那种评价方式实在有些简单粗暴，让我难以苟同。这可能是一个不招人喜欢的特点，特别是当你只想让我坐在那里，听你对某些人的吐槽时。我反对把别人形容得十恶不赦，这一想法有时会让我成为一个不太合格的倾听者。我感到自己很难去谴责别人，当然，也许是因为我还没有遇到过忍无可忍的情况。

我曾经在不同时期照看过三位病人，我常常希望他们能够见一面：一位是英国的第二次世界大战老兵，另一位是纳粹空军的飞行员，还有一位是在 1940 年逃离德国的女人。我分别照顾过他们几周，觉得这是一个奇怪的巧合。这个故事的开头听起来像是我要给你们讲一个无趣的"英国人、苏格兰人和爱尔兰人的笑话"（我其实并没有这种想法）。

来自德国的阿格内斯（Agnes）患有老年痴呆症和癌症，电解质紊乱使她的精神更加混乱。她很少神志清醒，但有一天晚上，当她清醒时，我问她是什么时候移居英国的，她双眼泛着泪花，眼神中透露着忧郁，用浓重的口音回答说："我不是犹太人，但我爱上了一位犹太人。我的家人都很好，可我的时间不多了，没法和他们在一起了。"我希望她没有老年痴呆症，我希望自己能坐下来，倾听她讲述的这些故事，而不只是捕捉那些断断续续的清醒时刻。

英国的第二次世界大战老兵哈里（Harry）是那种能在他的隔间里和所有人滔滔不绝聊天的人。他有一种能够组建社群的个性，一些老年人长期住院，等待着社会照料或是康复出院，在这种情境下，社群的价值无可估量。他告诉我，他很早就从法国前线被送回家了，因为他被狗咬伤了，并由此引发了严重的感染。他笑着告诉我，如果他能给我一点保持健康的建议，那就是不要和流浪狗在一起。然而，他知道，被狗咬伤其实是让他得以从前线回家的车票，很有可能救了他的命。流浪狗咬的那一口其实成就了他的子辈和孙辈的生命，也让他能够跟我分享这个故事。

纳粹空军的飞行员德里克（Derek）来自奥地利，他在战斗中被击落了。像许多与他状况类似的人一样，他被当作战俘关押着，战后再也没有回到自己的国家。当我遇到德里克时，他已经时日不多了，他告诉我，他对自己的一生心存感激，觉得自己已经算是求浆得酒。

我认真地想过，为什么关于这三位病人的记忆对我弥足珍贵。我被一种无上荣幸的感觉所震撼，也因一种感激之情而动容，我有幸见到了这三位病人，有机会走进他们的生活，听到他们的经历和故事。有些时候，我听到周围病人的经历，既自愧不如，又充满敬畏。

当我站在德里克的床边时，我离一座在第二次世界大战中遭受毁灭性空袭的城市只有几英里远。那场灾难摧毁了人们的生活，也撕裂了无数的家庭，有些幸存者仍然健在，就住在我周围。据我所知，德里克可能就参与了那次空袭，或者是其他类似的袭击。然而，我对德里克没有一丝反感或厌恶，相反，我想知道，这个人是如何在敌国重建他的生活的，我感到悲伤的是，他与那架飞机的故事主宰了他的一生。我又感到敬畏，这种敬畏与尊重丝毫不逊于我与英国士兵哈里和德国难民阿格内斯交谈时的感觉。但是，如果没有历史的后见之明和时间的缓冲，我会有什么感觉呢？如果我是一名医生，在闪电战的第二天，站在一位被俘的纳粹空军飞行员床边，如果我的房子被炸成了废墟，如果我的妹妹被炸身亡，我会有什么样的感觉呢？

我有幸生活在这样一个世界里：我对战争的认知是间接的、遥远的，只能通过新闻媒体对时事的报道，或者通过故事主人公的讲述才能有所了解。在《黄鸟》[1] 中，退伍军人凯文·鲍尔斯（Kevin Powers）讲述了他在阿富汗服役后的生活故事，他告诉我

---

[1]   *The Yellow Birds*, Kevin Powers, Little, Brown, 2012. Copyright © Kevin Powers 2012.

们"所有的痛苦都是一样的，只是细节不同"。在从医的早期阶段，我认识到，这是一个有益的角度，可以帮助我更全面地理解病人。

当我还是一名医学生的时候，我曾与一位有抑郁症状的病人交谈。当时我轮岗到全科医生的岗位实习，医生要对我的咨询技能进行观察性评估。病人的朋友去世不久，我听着他讲述自己的感受，全科医生坐在角落里。我们花了很长时间谈论他如何挣扎着面对朋友的死亡，以及自己的睡眠问题。病人走后，全科医生告诉我，这个人是谋杀他朋友的嫌疑犯，当地所有的报纸都报道了这件事，诊所的工作人员也都认识被害人。全科医生的想法是，由我接受病人的咨询，作为一个没有掌握任何背景信息的新人，我可能是最公正的。

从公开的信息来看，这个人很有可能就是杀人犯，虽然得知这一消息时非常惊讶，但我并没有感到厌恶。在回忆这件事的时候也是如此。确实，我很震惊，但我也听到他告诉我，他的生活是多么支离破碎。当你和病人相对而坐，倾听他们在那种情况下面临的痛苦时，你无法在这种情境中充分地考虑与之相关的其他人。这个人所遭受的伤害，是否应该算是某种程度的罪有应得，是否应该被视为其他事情的报应，讨论这些世界观的道德建构问题并不是我的职责。参与这样的道德审判对我意义不大，只要当场没有其他需要保护的人——显然确实没有，我就不必承担法官或陪审员的职责。我在医院里做的工作，只是要接受培训，成为一名医生。

我确实在咨询中再次见到了那位病人，实话说，即使在又一次见到他的时候，我也真的没有感到厌恶。我并没有关注审判的进展，审判的结果对我来说似乎无关紧要。

如果受害者的母亲来到我的办公室，跟我说儿子可能死于谋杀，这对她是重大的心理打击，而孩子的朋友被认为是头号嫌疑犯，我相信我一定很容易就会对那个被指控的人感到厌恶，因为那个人并不是我的病人。

我给自己设计了这些思想实验，因为我想知道，在这些情况下，我是否会有厌恶的感觉。尽管有所谓的专业主义的规则，但在我看来，对这些事情有所感觉和反应，是人之所以为人的一个重要原因。

我一直在想，这份工作会不会让我在有些时候失去一部分这样的感觉。对医学的执念，有时会让人感到难以抗拒。"我庄严宣誓，为服务人类而献身。"——你知道这也是《日内瓦宣言》中的内容吗？显然，我不仅承诺将我的工作生涯或职业生涯奉献给为人类服务的事业，而且还承诺了要无条件地奉献我的生命。毕业的那天早上，我戴着学位帽，穿着长袍，站在满屋子的同学面前，背诵着这句话，我想，自己当时一定沉浸在这一切的浪漫主义之中。回想起来，这些话似乎相当激烈，很明显，这就是为什么同事们有时会说，当医生常常感觉自己是宗教甚至是邪教的一部分。这份工作对你生活和性格的各个方面都有所要求，我们所遵循的标准会深嵌入生活的每一部分，所以最终根本分不清这些职业标准与自己的个人标准之间的边界。成年之后，从20多岁时开始，我的生活就被这样的观念所主宰：我被告知医生应该是什么样的人。那么问题来了，如果我选择了不同的职业，我会是一个不同的人吗？

毕业还不到 2 年时，我站在病房里，看着一对家长，他们被指控伤害了自己 5 岁的孩子。孩子已经不行了，这一点我已非常确定。家长主动跟我说，他们没有做错任何事，语气中透露着慌张，而我回答说，判断对错不是我的工作职责，警察和儿童保护机构会进行应有的调查，我的工作是尽最大的努力救助孩子。其他亲属来到医院，非常愤怒，他们并不是真的生我的气，但他们需要找个撒气对象，所以他们将自己的挫折感指向了我。他们说，医生加剧了他们的痛苦。

我看着那个漂亮的男孩子，他躺在一张儿童床上，四肢摊开，毫无生气，身上带着各种各样的管线，连接着抢救设备。我觉得我对他们说的并不是谎话，那一刻，我有一种奇怪的感觉，觉得这可能就是我的真实态度：我真的没有在评判什么。我突然对如此冷漠无情的自己感到有些厌恶。

我坐在离这个小男孩几英尺远的地方，我确实认为父母应该为孩子的死亡负责。我真想体验一下愤怒的感觉，体验一下被气得难以自持的状态，以及在报纸上读到这个故事时产生的厌恶感。我想拔出引线，引爆炸药。我想为自己失去的正义感大声疾呼，但我做不到。这些感受就在某个地方爆发着，但它只是一种嘶哑的低语，隐藏在我内心的某个角落。在这家医院的围墙内，我所能做的就是坚持一条底线：做自己该做的工作。

　　这种所谓的专业主义让我感到很不舒服——这是我第一次觉得，可能外界对自己要求就是不要太人性化。医学济人道，也许是吧，但是难道这意味着让医生失去自己的人性？

　　我把这些想法从脑海中赶走，无论如何，我还是希望自己是一个"人"。

希望（Hope）

万物皆有裂痕，

那是光照进来的地方

——莱昂纳德·科恩（Leonard Cohen）

《颂歌》[1]

---

[1] "Anthem", from the album *The Future* by Leonard Cohen, Columbia Records. Copyright © Sony Music Entertainment 1992.

克莱尔（Claire），48 岁，身高 5 英尺，体重不到 45 公斤，患有各种慢性疾病，其中之一是终末期肾衰竭。不幸的是，其他一些问题导致她目前无法接受肾脏移植，只能定期进行血液透析。[1]

　　当我还是一名资历很低的肾内科病房医生时，克莱尔经历了一场复杂的疾病，在我们这里住了 3 个多月。她床边有一张照片，夏天时她和朋友们在花园里，围坐在一张白色的塑料餐桌旁，喝着普罗赛克葡萄酒，他们笑着，我猜想他们是要出去玩一晚上。我没能一眼认出照片上的克莱尔，但当我注意到她现在棕色的发根和曾经染成金色的齐肩长发所形成的对比时，我意识到，她曾经的样子可能与现在大不相同。曾经，早上起床后，她会自己梳理头发，看看衣柜，选择想穿的衣服；她可以坐在厨房里吃早餐，但偶尔也可能会抓起一杯咖啡，一路小跑着冲向公司。是的，一个能够跑的人。而现在，她的身体看起来很差，像是比她的实际年龄大了十几岁。由于长期住院，她的肌肉退化了，身体变得虚弱，大腿开始萎缩，小腿已经骨瘦如柴，一直在为从床上爬起来而挣扎。我从没见过克莱尔自己站起来，没见过她独自去卫生间，也没见过她能够在无人帮助的情况下自己坐到椅子上。

　　除了基本的查房对话，在那段时间，我和克莱尔聊了不少，

---

[1]　肾脏负责排除某些毒素，控制体内钾离子等电解质和体液的平衡。当一个人患有终末期肾衰竭时，血液透析需要将病人的血液输送进一台能够发挥这些功能的机器，然后再将血泵回病人体内。对大多数病人来说，血液透析需要每周 3 次，每次约 3 个小时，血液透析对生活的影响有限，完全可能在定期接受血液透析的同时，享受充实而有活力的生活。

很多话题都是鼓励她参加康复和理疗，在一定意义上，也是帮助她展望未来。有一天，护士跟我说克莱尔看上去情绪低落，比平时更为心事重重。那天早上，我碰巧签了一份特殊鞋子的申请表，职业治疗和矫形科认为这能帮助克莱尔康复。我在查房时去看了看克莱尔，也没有多想，就热情洋溢地对她说："我听说你就要恢复得更好了，可以多活动活动！你也最好多动动，我今天给你订了一双鞋。"

"真的吗？"她问，在床上振作起来，动作不大，却刚好能让人注意到。

"是的，所以现在你知道了，你有鞋要穿了！"

一个多星期过去了，我并没有多想那次谈话，直到有一天下午，我走回病房，值班的护士看到了我，微笑着说：去看看克莱尔吧，她一直在等着你。当克莱尔看到我向她走来时，她是那么生气勃勃，我以前从未见过她这样。她看上去几乎就是旁边照片里的那个人。她穿着医院里的粉红色睡衣，从床上向我伸出瘦弱的双臂，用颤抖的声音说："我站起来了。"

我拥抱了克莱尔，感觉她就像我怀里的一只纤弱的小鸟。我觉得自己好像一个霸道的小孩，捡起一只小猫就想要亲热地抱抱。这让房间里的人都有点紧张，说："别把它抱得太紧！"我告诉她，我对她的恢复感到非常骄傲，她也应该为自己感到自豪。如果这件事从未发生过，我可能根本不会意识到，克莱尔站起来的消息会让我如此开心。

我真希望现在可以告诉你，克莱尔的身体恢复得越来越好，终于可以回家了。但事实是，几个月后，她在医院去世了，她再也没有穿过那双鞋。现在回想起她，我不由自主地会想，我说有一双鞋要送给她的时候，她做何感想。我是不是给她画了一个根本不存在的未来图景？我是不是对唤起她的希望负有一定的责任？如果是这样的话，她如果从来没有穿过那双鞋会怎么样？

在医疗实践中，不可避免地存在权力不平衡，当作为医生的我对病人说，"嘿，我认为你可以做到"，是否意味着他们真的会更相信某些事是可能的？也许这多少有点自我感觉良好，你可能会想：好吧，这个医生又开始自不量力了。我相信克莱尔站起来所需要的每一分力量都来自她自身，她需要肌肉和精神共同发力，才能把双脚笨拙地放在冰冷无情的医院地板上，支撑起身体。但我想知道，在那股力量背后，在她所重新燃起的希望中，我扮演了什么角色。

医生应该进行循证医学的实践，我们面对统计数据，在确定的置信区间内，对某种情况进行估计。我绝对没有确凿的证据证明，克莱尔会再次站起来，也没有证据证明，她会用得上那双鞋。我相信存在某种不可量化的可能性，说实话，我也一直在想这种可能性有多小。克莱尔最后还是去世了，这甚至不足以让我感到惊讶，但我真的希望，克莱尔能重新站起来，我也希望她能感受到这种希望。我不知道这样做到底对不对。

希望是一个棘手的问题。在医学领域，这是我所知道的最棘手的事情。在进一步讨论之前，我必须承认，我现在还没有想明白。有些残酷的是，我知道自己的希望极其膨胀的时候，恰恰是我面对失败，面对即将到来的悲痛，或是充满不切实际的渴望的时候。当我深感空虚，或者陷入严重的怀疑论时，希望就会到来，并试图填补我心灵的黑洞，这是不确定性袭来时的希望。我接受着这些希望，我知道，如果这个黑洞不是如此幽深无光，我本不需要召唤那么多的希望来填满它。我开始意识到，自己需要用来填补空虚的希望越多，其实恰恰意味着我所希望的这些事并没有什么可能实现。如果遵循了逻辑的推断，我们就会知道：只有当我们充分地感受到绝望时，希望才是真正重要的，其他的任何问题肯定有不同的应对方法，比如确定性、预期、抱负、信心、信念或信仰。

最近，医院收治了一位年轻病人。他叫安迪（Andy），因为心脏骤停而被送进了重症监护病房，我并不清楚他为什么会发生这种事，因为人类从来没有搞明白引发心脏骤停的原因。他比我小，刚从泰国结束了一年的工作和旅行。在回国之前，他在海滩上向女友求了婚。安迪的父母和女朋友就坐在床边，焦虑不安。我还能从他戴着皮手链的地方看到他手腕上晒黑的痕迹，这是那种只有在度假时才会买的手链，我可以想象安迪在海滩和酒吧里戴着这些饰品的样子。安迪到达医院之后，我们取下了他的手链。我在他的手腕上放了一条动脉监测线。

对于这种特殊类型的不可除颤性院外心脏骤停，出院后的粗略存活率低至2%。也就是说，每100个病人中只有2个病人能够活下去。

没错，只有2个。

确实，我的意思是说98%的人可能会死亡，2%的人可以活下来。

但我也可以告诉你，100人中有2人，就等于每1000人中有20人，每1万人中有200人，每10万人中有2000人。如果我让分母足够大，你就能得到一张2000人的照片，他们活着，近在眼前。你会突然觉得，你熟悉的亲人的面孔，很有可能就会在这2000人的照片之中，而忘记了有98000人在可能性的另一边。你会拥抱希望，忘记分母。

从一开始，概率就对安迪不利，他活不下去的概率超过90%，但我已经见过不少心脏骤停的病例，有时自己也会暂时忘记分母。这样做往往很重要，医生需要保持足够的注意力，不能错过任何线索，证明病人是统计学中的少数。

在我照顾他的第一天，我发现了不止一个潜在的积极迹象：呼吸机激发了安迪的自主呼吸，他需要的血压支持越来越少，他只需要通过呼吸机获得最小限度的额外氧气，肾功能测试也保持正常。我把其中的一些迹象写在了早间查房的晨报上，但并没有想要赋予它们任何真正的希望或意义。我其实并不确定到底应该对安迪抱多大的希望，直到晚上7点半左右，我接起电话时，才真正意识到，这种希望已经非常渺茫。电话另一端，重症监护病房的护士告诉我，安迪的瞳孔放大（blown）了。护士用了"blown"这个词，意思是想说"顽固地扩大"。

我赶紧回到病房，并在途中给顾问医师打电话。我们尽最大努力稳定了安迪的病情，然后一起送他去做CT扫描，以获取他脑部的最新图像。我们有一种心照不宣的判断，我们即将看到的，是一个肿胀且受损的大脑，一旦大脑缺氧时间太长，就会停止工作。毫无疑问，我们都是这样判断的。我们推着安迪进入扫描室，把他抬到扫描仪上，检查他身上的插管、线路和监测仪是否处于安全位置，然后坐在玻璃的另一边观察安迪的扫描结果。不出所料。但是经历比我更为丰富的顾问医师，似乎同样对这种意料之中的结果感到极为灰心丧气。当扫描快结束时，他并没有离开，而是盯着病人和我们之间的玻璃屏幕，平静地、大声地、几乎是自言自语地说："我真的对这次扫描抱有希望。"

第二天，我去见了把安迪从社区接来的院前急救医生，并告诉了她安迪去世的噩耗。她非常失望，我对她说："你知道，我们原本都对安迪抱有希望。"

"但概率其实很小，不是吗？"她回答，"我们都知道这一点，但当我们想到他可能是个例外时，就都激动过头了。"

她说得没错。我们曾抱有希望，因为潜意识里，我们坚持认为安迪可能是个例外，而不是因为真的存在多少可能性。我们一直在寻找积极的一面——从某个角度来看，情况看起来很有希望，但从总体来看，显然并没有什么希望。

一些高年资同事告诉我，作为一名医生，希望不仅是棘手的，也是危险的，因为它等同于情感投资，而情感投资往往会导致悲伤。他们说，你不能总是让自己暴露在那么多的情绪风险中，我们需要应付太多的病人、太多的不良后果。告诉我这些经验的顾问医师，并不是你可能会联想到的那种虚无主义的人。从很多方面来看，他们富有同情心，是值得我学习的对象。他们也不是那种把自己的心从工作中抽离出来的医生。但我想，他们提醒我的原因是，他们其实也跟我有同样的困惑和感受。

我曾认识一位顾问医师，他的悲伤似乎不仅仅来自死亡所带走的青春和活力，还来自内心希望的破灭。这种经验告诉我，即使是最老练的医生，也会允许希望的感觉悄悄地不请自来，成为心里的记挂。这种经验也告诉我，我们的逻辑总是会有裂痕的。是的，我们将让光明穿透这些裂痕，洒满那些从未沐浴过阳光的角落。

这种经验还告诉我，我们向病人和家属告知病情，试图向他们解释各种可能性，但当谈到希望时，医生与病人和亲属并没有什么不同。所以，我并不后悔曾把希望寄托在很多自己照顾过的病人身上，包括安迪在内，他们大多回天乏术，完全符合那种统计学上的概率。但如果安迪是少数，如果他活下来了，当我回顾这段经历的时候，我会觉得自己一直相信他能活下去。

我认为，面对希望时，医生们仍然非常脆弱。不同的是，我们会努力把这一面遮盖起来，不会公开分享怀有希望的感受。当你站在病人身边，手放在他们的手上时，你会默默地对自己说："我希望他们能渡过难关，我相信他们会渡过难关。"我其实也希望自己能够渡过这种情感上的难关。很多时候，我只是希望自己在另外一间病房，不必面临这种情感上的纠结。

帕特（Pat）是一名砖瓦工，在工作时发生了意外，从建筑工

地的脚手架上摔了下来，最终导致了复杂的创伤性脑损伤。我们
让他住进了重症监护病房，但 40 多天以后，他仍然没有好转。事
实上，他的情况变得越来越糟。慢慢地，帕特变成了一个我们无
法控制其生理机能的实体。他变成了一个被我们勉强维持着呼吸、
无法从昏迷中醒来的人。

在那几个星期里，帕特的人性特征不断消亡，直到最后，团
队里似乎没有人认为，他能从我们的照顾中转变过来，更不用提
最终出院回家。我们很有耐心，但是时间一天天过去了，在他住
院期间，他旁边的床位已经换了五六拨病人，最后我们不得不坐
下来，面对这个一直存在，却被大家避而不谈的问题：到底该怎
么办？

我们把帕特的家人召集在一起，告诉他们帕特很有可能无法
脱离重症监护的支持。我们告诉他们，我们感到非常遗憾，但随
着时间的推移，情况似乎越来越不可挽回，最可能发生的结果并
不乐观。谈话进行得小心翼翼，充满了同情，我们想让帕特的家
人一直专注于谈话的内容，并同他们分享我们的想法。在我认识
的医生中，没有一个人会在与家属的交谈中，试图说服家属相信，
医生有个神奇的水晶球；相反，让家属逐渐放下希望才是谈话的
重点。

第二天早上，我经过帕特的病床，他的妻子琳达（Linda）靠
在床边，拉着丈夫的手。琳达看见了我，急忙做手势叫我过去。"我
明白昨天我们所讨论的内容，但他今天不太一样。你不觉得他今
天看着不太一样吗？"琳达说。

就在这时，帕特的女儿也赶到了。"早啊，妈妈，"她一边和母亲问好，一边脱下了开襟羊毛衫。然后，她看见了我，停下了手头的事，小心翼翼地补充道，"发生什么事了吗？"

很多时候，在这种情况下，病人其实并没有什么明显的变化，家属所发现的那些差异，并不具有任何能够影响预后判断的意义。但这次不同。尽管帕特还是像我所熟悉的那样，如同注射了镇静剂一般，躺在那里，一动也不动，任由呼吸机把空气从他的气管切口处吹进吸出，但是，他睁开了眼睛。

并不只是睁开那么简单，他的眼神还在追踪他的妻子和女儿，在妻子和女儿之间穿梭游移，仿佛是在呼叫"我在这儿"。他确实在那儿。

"你不觉得他有些不一样了吗？"琳达有些紧张地又一次提出了这个问题。

我试着快速思考。帕特睁开眼睛意味着什么？这并不意味着他一定能摆脱呼吸机，或是恢复他原有的样子。这点变化可能并不会改变什么。

几秒钟过去了，在我的沉默中，琳达和她的女儿期待地看着我，他们的表情都在乞求我给予他们希望。

在那几秒钟里，我问自己究竟能给他们多少希望。不切实际的希望往往是你能给予一个家庭的最无情的东西。暗示他们需要做出一些艰难决定，本就已经很不容易了。一旦你说出这个坏消息——跟他们说出你所了解的全部信息，看着他们失望地离开房间，你就忍不住联想他们可能会躺在自己的枕头上，盯着天花板，试着消化你跟他们所说的话。但与之相比，你会发现冒着风险告诉他们，确实发生了意想不到的变化，其实是件更难的事。不是因为我害怕出错，而是因为我认为没有比给别人带来希望更重大的责任了。琳达问我的意见，并不是要问我有没有注意到帕特的眼睛在跟着我们移动，她要问的是，因为我是医生，她想知道帕特的这种变化意味着什么。

我考虑了一下，最后给出了这样一个答案："我从未见过他的眼睛这样睁着，从没有。"

这是一个站在中立立场上的人所发表的一份软弱而无效的声明。我告诉他们，我将再安排一次神经外科和重症监护科的会诊。

我对这个变化感到很高兴，回到办公室，把刚刚看到的详细情况告诉了另一位主治医师。我充满希望，能感觉到它在我心中涌起。帕特的眼睛在无声地尖叫，他可能就是那个概率里的少数部分。我意识到，这就是重症监护科存在的意义，我能感受到一种快乐，也许我们能帮上忙。我希望着，希望着，我确实坚定地抱有希望。

但是，在这个时候，如果我把自身的这种人性本能暴露在琳达面前，这种希望可能会在她的眼睛里放大 10 倍。我担心，哪怕是一点点光也会引燃一场大火。我并不知道未来会发生什么，尽管琳达不是我的病人，但在重症监护室中，我们也要照顾好亲属的情绪，他们是我们治疗对象的延伸。我知道，新发现的积极迹象有伤害她的风险，我也知道行医的规则：不伤害原则（Primum non nocere）。所以，当我和琳达站在一起时，我把希望深藏于心。

我在等待更多的证据，也许在明天，或者后天。当我有比希望更具体的东西可以提供给她时，我就会分享我的感觉。

两周后，帕特坐在了床边，他已经摘下了呼吸机，还听着辛纳屈（Sinatra）的歌。他的脸还是以前的样子，但对我来说，已经完全不同了，因为我现在可以用完全不同的心态看着他的脸。也许这才是最令我吃惊的：我不知不觉地忘记了他原来的样子，让过去的那张脸淹没在他漫长旅途的黑暗之中。

又过了两个星期，帕特坐在一张又高又大的扶手椅上。这把椅子是专为重症监护室中那些刚刚可以坐起来的病人准备的，它的构造很笨重。坐在这把巨大的椅子上，帕特占据了他隔间的中心位置。他慢慢地环顾四周，似乎在审视他的新王国——这个他意想不到的陌生居住地。我对他说，他看起来就像一个坐在王座上的国王。在这几个星期里，帕特取得的每一点看似微不足道的成就，都让我感到无比快乐：他是我们的希望之王。

判断病人的预后，医生并不总是对的，这并不是什么秘密，但当那些不那么乐观的预后判断被证实为错误时，我相信我们和其他人一样快乐。我所认识的大多数重症监护医生会告诉我，某些病人可能就是能够挺过来的极少数人，但即使如此，他们还是宁愿冒着判断错误的风险，悲观地给出真实的概率，而不愿引起别人虚幻的希望。当我听到媒体上讲述的那些医生悲观地想浇灭希望的故事时，多少会有点恼怒。这些报道的标题可能是"病人战胜了医生给出的10%的存活概率"或是"医生给了我3个月，但20年后我仍在证明他们是错的"。并不是我们不愿让病人抱有希望，只是我们有义务把自己知道的事实告诉你。除非我们有百分之百的把握，确定会发生什么事，否则总有变化的可能性。机会也许很渺茫，但我们仍然站在病人这一边。如果我告诉你，你的母亲康复出院的概率是1%，然后她真的做到了，我会为她能够成为这1%而高兴。为了这1%的概率，我起早贪黑，这1%的概率，就是我从事这份工作的原因。

概率的问题在于，它只是告诉你一个大样本群的情况。如果你是病人，概率并不重要，重要的是你个人的预后是否乐观。我记得自己曾和一位女病人、她的丈夫以及一位神经外科顾问医师坐在一起。当时我还在上大二，我听着医生向她介绍脑瘤活组织检查的知情同意书，并做着笔记。活组织检查将在当天晚些时候进行，"知情同意"要求患者了解风险：不仅包括常见的副作用，也包括那些罕见的情况——那些很可能不会发生，但仍有可能出现的情况。顾问医师告诉这位女士，他可以在做切片检查的同时试着清除一些肿瘤组织，从长远来看这可能是有帮助的，但由于肿瘤的位置敏感，这种做法可能会损害她说话的能力。病人被告知的概率是一个估计数，我不记得确切的数字了，但是为了这个故事的完整性，让我们假设，清除一些肿瘤组织使病人发生语言障碍的风险增加了5倍，达到了20%。顾问医师接下来对病人说的话，一直萦绕在我的脑海："这种事情发生的概率很小，但我需要你明白，如果它确实发生在你身上了，概率的大小其实和你没什么关系，你和你的生活都会受到影响，概率的数值毫无意义。"

我强烈地意识到，我们到底在要求这位病人做什么：决定她究竟想要怎样的赌博。切除她的肿瘤，或者只是做一个小的活组织切片检查，寄希望于组织病理学的结果表明肿瘤不是恶性的，以及其他的治疗方法。顾问医师说，他不能代替病人做出这个决定。这完全取决于病人能够承担多大的风险。病人选择让顾问医师尽可能切除肿瘤，当她用钢笔在知情同意书上签名时，我最强烈的感受是，她的签名其实是某种希望的记录。

当然，我们称其为"知情同意"，但一场赌博究竟能有多少知情的内容呢？我们真诚地告诉病人概率和统计数据，但当签字时，我们要求病人做的往往只能是希望。希望他们能够信任治疗团队；希望他们不要经历罕见的并发症；希望他们是收获好结果的那部分人。

在面对处于生命极限的病人时，医生有责任在治疗负担超过病人预期收益的时候保持警惕。至关重要的一点是，从事医学实践必须要清楚，什么时候在与死亡打交道，医学还能不能发挥作用。重症监护也许比其他任何专业都更需要这种特殊的责任。朋友们问我，为什么选择在重症监护病房工作，他们说："还有什么比看着这么多病人最终撒手人寰更糟糕的呢？"但是，对我来说，难以忍受的现实并不是看着人们死去，而是他们可能没有尊严地死去。即使我换一份工作，刻意避开这份工作呈现给我的死亡和那些破灭的希望，这些情况仍然会存在，但如果我留下来，也许能帮上忙。因此，当我有一天成为一名顾问医师时，我已经明白，我的职业生涯并不会被英雄般施救行为或熟练的诊断所限定。我的资历将以其他几种因素来衡量，包括我的道德思考能力、良好的沟通能力，以及在做决定时把病人放在首位的意识。

我维持着病人的生命，是因为我觉得病人会恢复到他们可以接受的那种生活质量吗？还是仅仅因为我能让他们活着？抑或是因为别人想让我这么做？或者，更糟的，因为我对进行一次艰难的家属谈话太过抵触？

在重症监护中，我们常常让自己陷入一种与工作情境极不协调的境地，那就是要谈及希望："请抱有希望，不过，这里也有一些补充信息，关于概率究竟有多大。"

有一位患胰腺炎的女性，她入院几天之后，护士来找我，担心家属还没有真正认识到病人的生存概率。胰腺炎成为一个需要谈论生存概率的问题，这似乎有点奇怪。在众多器官中，胰腺从来没有获得太高的知名度，我想如果我不是一个医生，可能会这样想："我的胰腺发炎了，这有什么大不了的？"然而，胰腺炎完全可以成为一个大问题，一个巨大的、致命的问题。自入院以来，病人的病情逐渐恶化，出现了多器官衰竭，我准备当天晚些时候向家属更新一些信息。

计划的时间到了，护士和我坐在家属身边。我再次向病人已经成年的子女告知了病人患有严重胰腺炎的诊断，也告诉他们，病人的病情并没有好转。而且，我很清楚地表明，在未来几天内，病人死亡的可能性要远远大于存活下来的可能性，说明这一问题正是我进行这次谈话的目的。

病人的女儿亚历克丝（Alex）开始啜泣，带着沮丧和愤怒的复杂心情问道："我应该再抱有什么希望吗？所有这一切的意义是什么？"

我理解家属所说的"这一切"是指呼吸机、肾滤过机、反复使用抗生素治疗交叉感染的过程，以及保持病人血压稳定的药物，一旦一种药物失败就换另一种，一种接着一种。我们把中心静脉导管埋在病人的脖颈处，然后是她的腹股沟处，我们还使用了导尿管，并通过静脉注射营养液。再之后，就是等待——然后还是等待。

我并不是想让亚历克丝或她的兄弟们哭出来，而是想让他们切实认识到自己母亲的处境。显然，他们现在似乎已经明白了，形势不容乐观，所以我可以说，我已经完成了最初的目标。但任务就这样完成了吗？

对我来说，比较纠结的问题通常在于，除非我走进一间病房，通知亲属他们的亲人已经确定死亡，否则要求家属放弃希望绝不是我的分内之事。所以，我多少有点束手束脚。我告诉亚历克丝，我当然不是叫她不再抱有任何希望，如果我认为没有任何希望了，我们就不会继续这种侵入性治疗。我告诉她，她的妈妈仍然可能活下来，但概率非常小，医疗团队认为，应该让家属充分了解病人病情的严重程度。

艾米莉·狄金森使一种叫希望的鸟远近闻名。在《希望长着羽毛》[1]这首诗中，她告诉我们，这种鸟仍然栖息在我们体

---

[1]　"Hope' Is The Thing With Feathers", by Emily Dickinson, from *The Poems of Emily Dickinson*, edited by Ralph W. Franklin, Harvard University Press, 2005.

内，让我们在面临所有的考验时都能够坚定不移。其中有一句诗经常在我的脑海中浮现，鸟儿"哼着没有歌词的曲调"。我常常在想，也许她指的是"希望"这种小鸟对词语不感兴趣，对细节、数据或证据不感兴趣。也许，这种小鸟只需要一点面包屑就会唱歌，而它唱的歌听上去就好像你给了它一整块面包，让它美餐了一顿。有时我并不确定，这只小鸟对我的工作到底有多大的帮助。

当我回到他们母亲的床边时，亚历克丝忍住哭泣，用套头衫的袖子简单地擦了擦自己的脸。在她的身体之中，一只名叫"希望"的小鸟正饱餐着我掉在地上的面包屑。她面色明亮起来，带着决心说："她能做到的。"然后回到了我们谈话之前她坐的地方。

年长的医生们早就告诉过我，在重病和死亡之间的几天或几周内，无论你说什么，亲人们都会默认着他们一直以来所预设的希望，无论这种希望是多是少。

我离开了病房，回到了护士站，把我和家属之间的谈话内容写在笔记里。我已经很清楚地告诉他们，病人的预后很差。看着房间那一头的病人家属，我不知道记录这些事实的价值到底是什么。但在医学上，我们被反复提醒，"如果没有记录，就意味着什么都没有发生"。绝大多数获得了现金赔偿的医疗投诉都涉及医疗记录的缺陷。所以我写下了"我已经告知过这些事"，不过，我还是想知道，自己是否本该在家属哭泣的时候停止说话。两天后，亚历克丝的妈妈就去世了。

我们常常像这样处在生与死的边界上。作为医生，我们要保证病患处于我们工作的中心位置，这一点至关重要，但这在重症监护中很难确保实现。很多时候，我会陪伴一个病人在医院中的全部旅程，我对这种情况已经习以为常，但对于了解病人们到底在想什么，我根本不抱希望。我可以拉上病床的围帘，然后说，"你好，我的名字是……"接着，把病人上半身的被子掀开，并宣布"我要检查你的胸部了"，根本不期待病人能做出回应。我可以触摸病人的身体，拉起病人的眼睑，用我的手指在病人的胸骨上按3秒钟，看着皮肤慢慢恢复颜色，我可以听诊来自肺部、心脏和腹部的声音，我可以观察病人的情况，看着周围的监测仪，试着猜测，至少病人现在感觉不到什么疼痛。我可以对病人的血液进行检测，非常详细地掌握病人某一天的各项生化指标。我甚至可以跟病人大声地说上好几天话，但如果病人接受了麻醉，插着管，连着呼吸机，我还是不知道病人到底在想什么，他们可能压根连我的名字都不知道。

　　我的父母总是教导我，内在才是最重要的；但对我的许多病人来说，由于麻醉、疾病或受伤等原因，"重要的东西"被封锁起来了。现代医学造就了这些道德上的复杂情况，有时我看着病人，想知道怎么才能真正了解或认识他们，因为我没有能力了解他们内在的真实想法。这些病人可能有某种想法，也可能什么想法都没有，或者什么想法都有。

　　当然，作为医生，我们会尽最大努力去了解病人。我可以和家属交流，获取一些背景信息，了解病人在家人心中的重要性。我希望家属们已经提前做好了某些准备，思考过他们面临极端情况时的选择，但这些都不能完全替代病人的意见，或病人自己的想法。这些信息都无法告诉我们，病人现在是什么状态——他们到底是怎么想的。大多数情况下，我们的目标是做最保守的选择，直到我们能与病人建立某种直接的关系，如果还有可能建立这种关系的话。

在量子力学的世界里，有一种叫作"哥本哈根解释"的理论。简单地说，这一假说认为，任何一种物理体系中的任何一种物质能够以各种可能的形式存在，直到外界的观察迫使它进入单一的状态。[有点像《哈利·波特》中的神奇生物"博格特"（boggart）。]

诺贝尔奖得主、物理学家埃尔温·薛定谔（Erwin Schrödinger）认为，哥本哈根解释有些瑕疵。为了说明原因，他想出了一个思想实验：把一只猫放在一个密封的盒子里，里面有一个装置，这个装置有50%的概率在1小时内杀死这只猫。1小时结束时，猫的状态如何？不打开盒子，你不可能确定猫是活的，但你也不能说它是死的。所以这只猫既活又死？

薛定谔的猫非常有名：这只猫既是活的又是死的。有时我认为，许多这样的猫就住在重症监护室里。

当我看着一位病人时，我想起了这一点。她和我差不多大，我把手搭在她的手腕上，感觉很温暖，但没有脉搏。监测仪上的动脉线证实了这种感觉，屏幕上并没有典型的波形，说明她的心脏未能以脉动的方式让血液通过动脉泵出。我看到的，一直只有一条穿过显示器的模糊而轻微波动的红线。我把听诊器放在她的胸前，听不到清晰的心音。她的胸部随着呼吸机上下起伏，她的身体里引出了很多粗的导管，看起来其实更像是管道，血液被这些管道输送到机器里，通过氧合器补充氧气，然后再被送回她的身体。

她的心脏已经没有任何实质意义上的功能。几天前，她的心脏停跳了，所以你可以说她已经死了，但有一组人为她做了心肺复苏，直到机器介入。你可以说，复苏失败了，因为她的心脏仍然处于无脉心律[1]，但她来对了地方，抢救团队及时拿来了这台机器和一些心脏起搏电线。所以，她赢回了些许机会。现在她躺在这里，我旁边的机器泵推着她的血液完成全身的循环。她深度昏迷着，与我认知中的任何生活元素都相隔甚远，大概远在银河系之外，堪比以光年作为计量单位的天文学长度。

我转向顾问医师，问道："所以，我们只能等着？"

"是的，我们等着看她的心脏是否还能正常跳动。"

薛定谔的观点在于，他的猫不可能既是死的又是活的。他解释说，哥本哈根解释并不适用于大型生物，一只猫怎么可能既是死的又是活的呢？

但现在，在我眼前的其实就是"薛定谔的病人"：她是已经去世了，还是仍然健在？

我无法回答这个问题。我不知道病人是死是活这个基本问题的答案，不仅因为我从未碰到过这种情况，而且因为我甚至无法

---

[1]　无脉心律用于描述这样一种情况，即心脏有某种电活动，但由电活动引起的心肌运动无法支持心脏发挥泵血的作用，血液仍无法在全身循环。

理解这位病人的存在状态。我知道，即使我面前有 100 个类似这样的病人，我也永远无法真正理解他们的状态：在那一刻，他们是谁，他们以什么形式存在？因此，我默默接受了自己经常看到的病人家属所默认的情况：只有时间会证明一切，除了希望硬币露出对我们有利的一面，我别无选择。我们孤注一掷，但又希望不要事与愿违。我只能寄托于希望，因为我不知道，面对这种情况还能有什么其他的选择，而且现在考虑做出其他的决定，还为时过早。

4 天后，当我抬头看心脏监测仪时，它呈现出了每分钟 100 次的固有心率。这是常见而整齐的窦性心律，是一种属于病人自己的心跳。我把听诊器放在她的胸前，没有别的原因，只是觉得有必要为她做一下听诊，承认她体内真的发生了变化，向她表明我已经不再心神不定，我知道了薛定谔问题的答案。

这是一种仪式，为了向她表达这种尊重，我洗耳恭听。

我听到了清晰而熟悉的心脏瓣膜打开和关闭的声音：嘭嘭，嘭嘭，嘭嘭。我仍然，我仍然，我仍然……

活着。

我曾经站在她的床边，问自己：扭转她病情的可能性有多大？我告诉自己："极低，非常低。"

但是，我们决定试着抓住微小的机会，因为我们所能进行的最完善的评估告诉我们，这符合病人的最佳利益。因此，在那一天，她从急诊室转到了手术室，外科医生、麻醉师、护士、医疗助理、放射技师、搬运工，之后还有更多的人，所有这些人都付出了各自的努力；现在转到了我的工作范围。我尽己所能，在此期间，我没有任何东西来破解盲目的不确定性，只能抱有希望。我希望她能挺过去，希望我们这些天所付出的努力能让她安然无恙。

她的家人问及病情，我的表情很严肃，只能告诉他们自己可以肯定的事情：我们看到了积极的迹象，但总体来看，情况仍然没有本质的变化。就像我们之前讨论过的，她病得很重，很有可能出现进一步的并发症，出现潜在的脑损伤，我们现在所做的一切都可能徒劳无功，但是，我们正在做最大的努力。

他们抱有希望。我也一样，尽我们所能。

3周之后，病人不仅在生物学意义上还存活着，而且更加鲜活，神志清醒，意识清晰。她的大脑功能完好，也不再需要其他的器官支持设备。在她出院的那天，我冲进她的房间，祝她一切顺利。当我说这些话的时候，我的感受不同寻常。我能感觉到一股暖流从喉咙蔓延到脸颊。我能感觉到泪水在眼眶里打转，我知道这是为什么，因为我确实是那种会因为幸福的结局而潸然泪下的人。

我没有哭，也不想哭，所以我尽量把祝福的话说得简明扼要。我说："再见，祝你一切都好。"然后对她笑了笑。我希望那个微笑能够说明些什么，因为它是在说："你对我很重要。"

她说："谢谢，谢谢每一个照料过我的人。"

我摇了摇头，表示不必感谢："这就是我们该做的事。"

当我关上门离开时，我想到她还会走过几十年的漫漫人生路，我不知道她的未来会怎样，但我希望，她能够享受生活。

后 记

记住，记住，就是现在，现在，现在。

活下去，感受它，抓住它。

——西尔维娅·普拉思（Sylvia Plath）

《西尔维娅·普拉思日记》（1950—1962 年）[1]

---

[1] *The Journals of Sylvia Plath 1950-1962*, by Sylvia Plath, edited by Karen V. Kukil, Faber & Faber, 2014. Copyright © The Estate of Sylvia Plath 2000.

成年人总是全神贯注地问孩子们，长大后想做什么。我3岁的时候，圣诞老人给我带来了护士制服。接下来的圣诞节，我让圣诞老人送来了一辆婴儿车和一个放在婴儿车里的希曼公仔（He-Man）[1]。你可能不熟悉这个20世纪80年代的漫画英雄形象，他是一个几乎全裸的男人，拥有非凡的力量和速度，刀枪不入。和我们这条街上的其他女孩相比，我可能看起来很奇怪，她们自豪地照看着塑料婴儿和洋娃娃，每个玩偶都精心刻画出平静的面孔、粉红色的嘴唇和玫瑰色的脸颊。我真的不知道自己在4岁时为什么想要带着那个看起来很有男子气概的英雄人物，用毯子盖住他，把他放到我的婴儿车里，让他参加我的游戏。但我知道，如果那时有人问我的话，我可能会说自己长大以后就想成为希曼那样的人。

当我长大了一点、对工作的含义有了些许了解的时候，我可能说过，我想成为一名医生。你可能会觉得那一直是我所梦想的工作，但现在我至少又长大了些，却真的不太确定，所谓梦寐以求的工作看上去到底应该是什么样的，也许，重点并不在于这种工作看起来是什么样子，而是这种工作让我有什么样的体验。我在想，如果有人突然问起，我所期望的"当医生的感觉"是什么样的，自己会作何回答。

也许你会认为，我会在这本小书行将收尾的时候告诉你，如果说我热爱自己的工作，那么说到底，是那些积极的经历和结果

---

[1] 《宇宙巨人希曼》，一部20世纪80年代的美国动画片。——译者注

让这份工作变得很有价值。但事实并非如此。

一些人应该庆幸，他们不必为自己的基本安全、时下的健康状况或衣食住行感到担忧，其中大多数人可能会告诉我们，他们的生活愿望是"快乐"。我热爱自己的工作，是的，这是一份让我感到快乐的工作。但这也是一份让我极度悲伤的工作，它让我感受到充斥在周围的每一种情绪。

我认为，在某种意义上，人类的独特之美基于这样一个事实：我们的存在，源于我们所有的经历和体验，而不仅仅局限于那些我们可以轻松面对的愉快经历。所以，当我环顾病人和他们的家属，快速地在脑海中回忆他们的故事时，这些故事不仅已经成为我记忆的一部分，实际上也已经成为我成长过程的一部分，我想，我应该感谢所有这些经历。

任何在医疗服务领域工作的人都会告诉你，在医院的院墙里，我们无法逃避生活的现实。生活无处不在：它在每个角落，在每张病床上，在候诊室的每张椅子上。生活向我走来，它蚀刻在皱纹和伤疤之中，被泪水打湿，被欢笑点亮。生活向我走来，与感染、创伤、癌症、自杀、虚弱、慢性疾病、康复、死亡，以及其间的一切交织在一起，直白而粗粝。

我每天与同事、病人和他们的家人一起经历的事情，绝不能被理解为是在恐惧中寻找快乐，或是在愤怒中发现希望，抑或是在某种情感中找寻另一种情感。它仅仅是快乐和希望、愤怒和恐惧，还有厌恶、分心以及悲伤——在某个瞬间，我们都会从一种感受滑向另一种感受，这就是我们共有的情感，也是让我们得以置身于周遭世界的要素。

　　这就是我所处的情境，我处于每一个转变的起始点：准备好经历这些情感，并抱有希望，因为我与我的病人一样，不可能抱有不切实际幻想——企图躲避这些情感的侵袭。也许，我会将每一种情感都视为一种契机，体悟它对生命的真正含义。

　　所以，如果你现在问我——人到中年的我——当医生是什么感觉，我会告诉你，我认为答案很简单：当医生的感觉，就像在感受一切。

致　谢

　　大约在 7 年前，我还是一名高年资的住院医生时，当时的神经外科主治医师送给我一本弗兰克·维尔托西克（Frank Vertosick）的书 [1]，我要感谢那位主治医师，他送的书让我意识到，或许我也有故事可讲。我也要感谢英国医学会的编辑尼尔·哈洛斯（Neil Hallows），在我读完维尔托西克的书之后不久，尼尔就收到了我主动发去的第一个故事，从那以后，他一直指导并支持我写作，是我极为重要的力量源泉。

　　我要感谢所有的同事。顾问医师和导师们一直欢迎我到办公室当面讨论问题。同事们、护士们以及整个医疗团队的成员一直

---

[1]　弗兰克·维尔托西克，神经外科医师，著有《神经外科的黑色喜剧》等。——译者注

支持着我。

感谢我的大哥，他的经历对我弥足珍贵，让我学习到医学院永远无法教给我的东西。感谢我可爱的姐妹们。我还要感谢我的父母，他们一直尊重我的选择，并心怀包容，他们让我相信，不论我是否足够努力，我都可以追寻自己的理想。

感谢一直爱我、支持我的朋友们。

感谢企鹅兰登书屋（Penguin Random House）的编辑安娜－索菲娅·沃茨（Anna-Sophia Watts）。有一天她邀请我共进午餐，从那以后，她对我的容忍令人钦佩。

感谢我所读过的那些经典作品。

感谢温泉小镇咖啡厅（Spa Town Coffee），这本书的大部分内容是在那里完成的。

还要感谢我的病人们——我要向他们致以最真诚的谢意。

感谢所有帮助过我的人。

译后记

就在写下这篇后记的时候，新型冠状病毒引发的肺炎疫情仍在世界扩散。我们也许已经习惯于被现代的医学技术所包围，忘记了疫苗、抗生素、麻醉以及各种医学技术手段出现不过百余年。在人类漫长而艰辛的历史上，不期而至的瘟疫、疾病和死亡从未退场，我们都在向死而生。在目前这一人类历史的至暗时刻，千万人也许正在重症监护室的内外，他们是病人，是医生，是工勤人员，是家属，经受着各自的痛苦和磨难，书写着人类历史的篇章。我对此抱有敬意。

这并非我第一次尝试图书的翻译工作，但这次的体验刻骨铭心。书中的叙事所带来的不安全感一直包围着我，让我有些措手不及。作者说："如果我在心里想想当时重症监护病房收治的病人情况，大概应该是：卡车撞了人／火车撞了人／汽车撞了树／汽车撞了卡车／汽车撞了人／自行车撞了汽车／从脚手架上摔了下来……生活没有遵循我们所习惯的规则。病人的死亡提醒我们，我们真正能掌控的东西凤毛麟角。"穿插在书中的"高频词汇"大概还包括死亡、撒手人寰、行将死亡、生命的悬崖边上、生命的最后几分钟等。病人的痛苦、家人的悲伤、生命的无助都跃然纸上。从某种角度来看，这本书其实是对死亡的脱敏。

每当念及此，我难免担心自己是不是也会突然从生活中脱轨，我知道那一刻一定会来，只是不知道到底在什么时候。我也想到自己的家人、至亲，以及已经故去的亲属，甚至难以为眼前的生活赋予任何意义。所以我和朋友开玩笑说，出版社应该在稿费里计入"精神损失费"。

就此来说，重症监护室中的感受和体验，已经超越了重症监护室的场域本身，转变为人们所共享的生活情感，成为人之所以为人的指征。

感谢潘驿炜，他把这本书介绍给我，并成为我最初接受翻译工作的牵头人。感谢"大仓丁"同学，尽管他在医院工作繁忙，我还是直接把拿不准的心内科名词发给他，请教他的意见。感谢祝培钦，他接纳了我对"疑难杂句"的大量"吐槽"，提出了不少翻译建议。感谢黄炜彬，他对译稿提出了宝贵的修改意见。

我要特别感谢中国社会科学出版社的编辑们，他们对我大言不惭的拖稿行为一直抱以宽容，他们用记号笔标出的问题和修改意见切中要害。有些问题会让我犯"尴尬癌"，颇想掘地三尺，把脸埋进去；还有些问题会让我在电脑前僵持几十分钟，推敲原文和译文。我仿佛透过记号笔的标记，看到了编辑们眉头紧锁的脸，着实心怀歉意。最终，我患上了"记号笔恐惧症"。

有分析认为，翻译大概是最早会被人工智能取代的工作之一，但在当下，贴切而传神地译好一本作品仍要付出相当的心血。正如作者在书中所说的："尽管面对着昂贵的设备，多样的技术，各种屏幕、药物、线条和数字，但是我的世界所围绕的中心，其实是你已经非常熟悉的各种情感。"我深知，自己的翻译还远不能完全达到"信达雅"的要求，不足之处只能请求读者的原谅。

上面所说的这些，其实反映了我专注于完成一项工作时所付出的情感和心路历程：我所感受到的压力、焦虑、尴尬、烦躁、感激，我和朋友开的玩笑以及自己所做的心理建设。它们源起于全球传染病危机的情境，源起于书中的叙事，也源起于翻译工作和生活本身。

我多少可以聊以自慰，自己尚存体验这些情感的能力，并可以从中重新发现自己，认识生命。说到底，体悟重症监护室的故事，价值也在于此吧。

步凯

2020 年初春